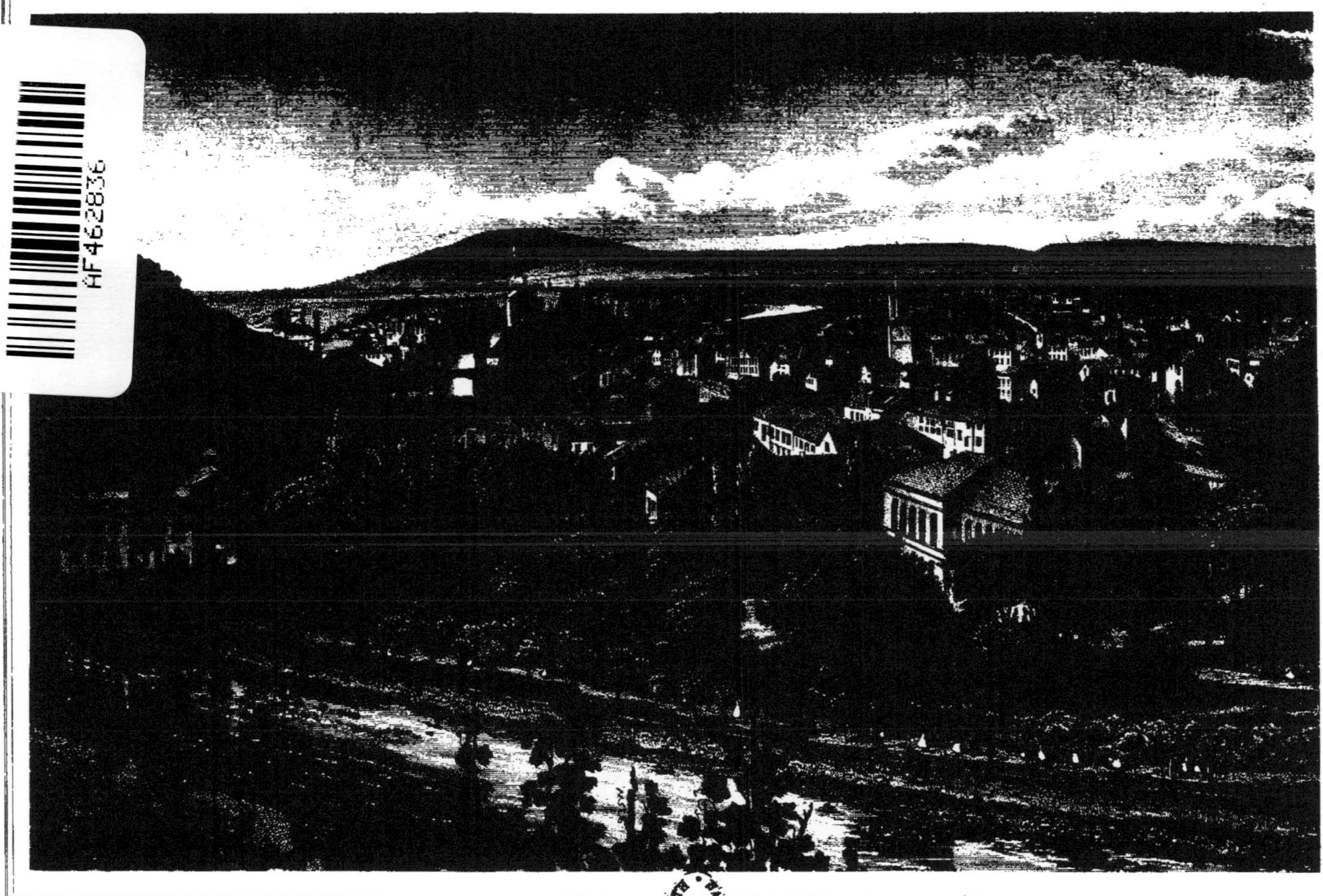

KREUZNACH.

CREUZNACH

ET

MUNSTER AM STEIN

AVEC SES ENVIRONS

ILLUSTRÉ DE 9 VUES GRAVÉES SUR ACIER.

CREUZNACH,
REINHARD SCHMITHALS,
Librairie de la cour royale.

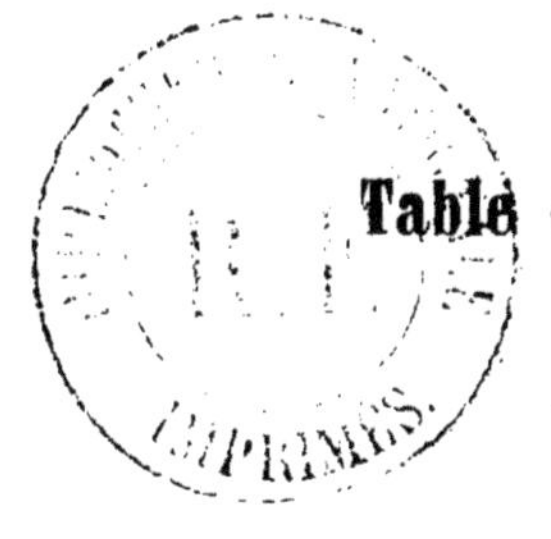

Table des matières.

Préface.

On n'a pas l'intention de donner dans ce modeste ouvrage une description détaillée de Kreuznach sous le rapport topographique, géologique et médicinal; ce travail est fait depuis longtemps, et mieux fait que nous ne saurions le faire. Des hommes spéciaux ont établi et constaté la grande importance de cette station thermale dans la thérapeutique. Kreuznach jouit d'une célébrité non seulement européenne, mais universelle. Des malades de tous les coins de la terre accourent chaque année et lui demandent la santé. Des milliers d'hommes bien portants lui doivent la guérison et s'en souviennent chaque jour avec reconnaissance. Chanter alors les louanges de Kreuznach serait une chose vaine, et l'on ne dirait que ce que tout le monde sait. Aussi se propose-t-on un objet plus modeste. Accompagner l'étranger dans ses promenades, lui servir en quelque sorte de guide, le rendre attentif aux beaux sites, lui raconter en passant les souvenirs qui se rattachent aux lieux qu'il foule sous ses pieds, lui rappeler l'endroit auquel il doit la santé lorsqu'il est rentré dans ses foyers, servir d'explication à de belles gravures, voilà ce que ce petit ouvrage veut essayer de faire.

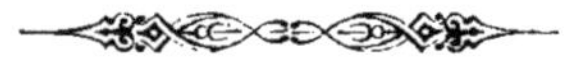

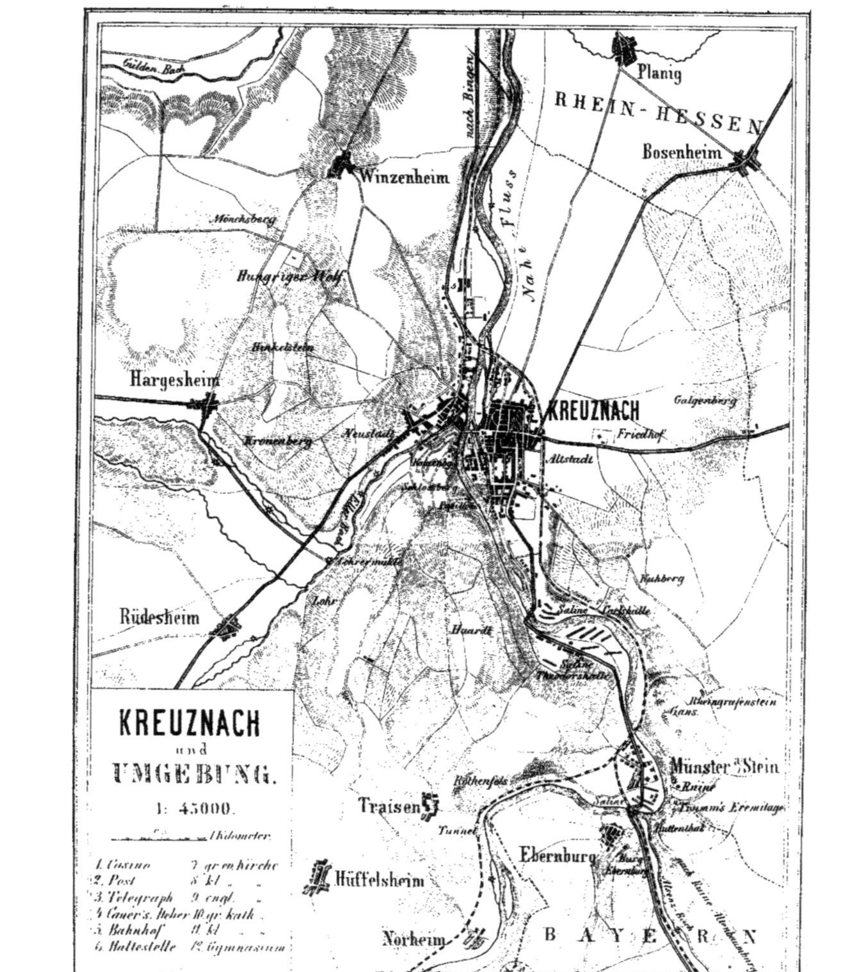

KREUZNACH
und
UMGEBUNG.
1: 45000.
1 Kilometer
1. Casino
2. Post
3. Telegraph
5. Bahnhof
6. Haltestelle
12. Gymnasium
Planig
RHEIN-HESSEN
Bosenheim
Winzenheim
Gülden Bach
nach Bingen
Nahe Fluss
Mönchsberg
Hungriger Wolf
Hargesheim
KREUZNACH
Galgenberg
Friedhof
Neustadt
Altstadt
Kronenberg
Kuhberg
Rüdesheim
Lohr
Haardt
Saline Carlshalle
Saline Theodorshalle
Rheingrafenstein
Münster a. Stein
Ruine
Traisen
Rothenfels
Tunnel
Huttenthal
Ebernburg
Hüffelsheim
Norheim
BAYERN

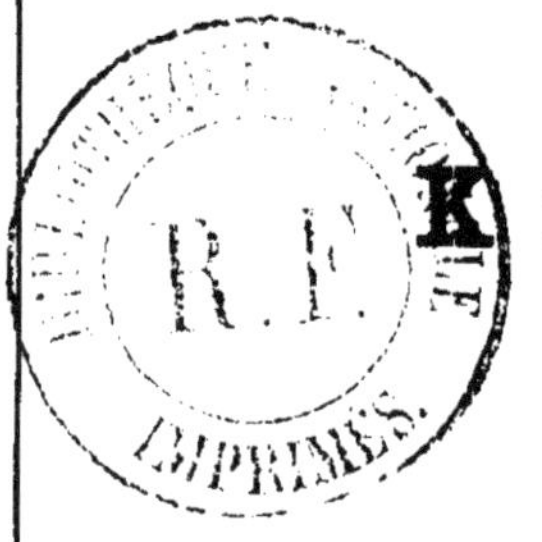

Kreuznach.

Tableau général. Situation, climat, sol et état sanitaire.

Dans une vallée latérale du Rhin, au confluent de la Nahe et de l'Eller, se trouve située la célèbre station thermale de Kreuznach. Pittoresquement assise au milieu d'une foule de collines, elle est remarquable par son heureuse situation et ses charmants environs que beaucoup de voyageurs mettent au nombre des plus belles parties de l'Allemagne. Les sites idylliques et romantiques de la vallée que traverse la Nahe, rivière affluente du Rhin, semblent réunis en un admirable panorama dans la banlieue de Kreuznach.

L'intérieur de la ville n'a pas cet aspect pompeux et grandiose des capitales et des grands centres de commerce; mais les charmes d'une riante nature suppléent largement à ce qui peut manquer à ses édifices en fait de grandeur et d'élégance. Elle compte environ 12000 habitants et va toujours en augmentant. De magnifiques jardins disposés avec goût interrompent agréablement la série irrégulière de ses maisons, dont celles de récente construction attirent particulièrement l'attention de l'étranger.

Une campagne d'une rare fertilité entoure la ville, et le poète Paul Mélissus a raison de dire que „Bacchus aime ces collines." Depuis les temps les plus reculés on y cultive la vigne avec le plus grand succès, et le crû du pays est connu pour sa chaleur, son bouquet et sa saveur douce et agréable.

Cette heureuse situation et ce sol fertile sont exploités par un peuple actif et intelligent, dont le bien-être apparaît aussi bien dans les collines couvertes de blé, de vignes et d'arbres fruitiers que dans les hôtels qui surgissent de terre à vue d'œil. La longue série des bâtiments de graduation complète dignement le tableau. C'est l'art qui change les riches dons de la nature en nécessité de la vie.

La vallée accidentée de Kreuznach est une des plus charmantes qu'on puisse voir. Non loin de la ville s'élèvent le célèbre Ebernbourg, le Rothenfels, le Rhingrafenstein avec ses rochers déchiquetés, et la montagne du Haardt couverte d'un bois épais. D'autres montagnes de formes moins abruptes s'étendent du côté du Hundsrück. A l'est de la ville, la vallée s'élargit insensiblement et se termine par une belle plaine.

Le climat de Kreuznach est excellent. Il est la conséquence nécessaire d'une situation aussi avantageuse que pittoresque. Les fruits les plus délicieux, tels que les amandes, les figues, les chataîgnes et les excellents raisins y réussissent à merveille. La vallée protégée de tous côtés par des hauteurs et garantie contre les vents froids permet aux printemps et aux automnes d'y unir la durée à la douceur. Les chaleurs de la canicule y sont tempérées par la fraîcheur des bois et des parcs environnants.

L'air de Kreuznach est pur et salubre. Grâce à la rivière et aux hauteurs boisées, il est toujours maintenu à un degré convenable d'humidité sans qu'on en ait plus de jours pluvieux qu'ailleurs.

Cependant toute médaille a son revers; cette position dans une vallée arrosée par une rivière n'exclut pas les courants d'air locaux qui soufflent de temps en temps; et la riche végétation des forêts et des parcs qui exerce une influence si salutaire sur le renouvellement de l'air, attire et condense aussi les vapeurs humides de l'atmosphère et nous amène en automne, soir et matin, ces brouillards si fréquents dans les parties boisées de la vallée du Rhin.

L'atmosphère et la nature de notre sol concourent à établir les conditions d'un excellent état sanitaire; aussi nous ignorons complètement les maladies endémiques.

Une foule de plantes rares et remarquables par leur fraîcheur et leur richesse de tissu animent la nature depuis le mois de mai jusqu'au mois de juillet et sont une heureuse aubaine pour le botaniste.

Lors de la construction du chemin de fer du Rhin et de la Nahe, il a fallu faire sauter un grand nombre de rochers qui barraient le passage; et les géologues se sont empressés d'étudier la formation du terrain. On fit à cette occasion des découvertes de la plus haute importance pour l'archéologie en général et pour l'histoire des temps passés de la vallée en particulier.

Nom et histoire de Kreuznach et de ses sources.

Kreuznach est la perle de la vallée de la Nahe. Ses édifices n'ont rien de remarquable, mais il est doué de charmes dus au concours fraternel de la nature et de l'art; de plus il renferme de précieuses sources minérales qui ont rendu la santé à des milliers de malades.

Les peuples comme les individus, du moment qu'ils ont acquis une grande célébrité, cherchent à se donner une origine miraculeuse. Rome, la maîtresse du monde, prétendait que les fils de Mars avaient jeté ses premiers fondements; Alexandre se disait fils de Jupiter. Or Kreuznach est célèbre dans le monde entier, et vous me pardonnez, cher lecteur, si je vous introduis dans un labyrinthe étymologique, sans autre but que de vous prouver que notre lieu de bains doit bien véritablement son origine à des cisconstances extraordinaires.

Dans les documents les plus anciens, il figure sous le nom de Crucenachen, Crucenahe, Creuznahe, Creuznach. Les auteurs latins l'appellent Cruciniacum, Crucenachum, Crucinatium, Ara crucis. S'il faut en croire la légende, Constantin le Grand aurait construit à cet endroit une chapelle nommée Crucis ara, qu'il aurait cédée plus tard à la collégiale Jessius de Spire et autour de laquelle se serait formée la ville qui actuellement porte le nom de Kreuznach.

Le prieur Tritheim n'est pas content de cette naissance assez belle pourtant; il en veut une plus tragique. Il raconte que deux juifs attirèrent un garçon de sept ans dans la Wolfshecke et l'y assassinèrent. Le cadavre fut découvert et transporté à l'endroit voisin où, après la vaine attente d'un miracle, on l'enterra avec une pompe solennelle au cimetière, derrière le chœur de l'église. Une croix fut plantée sur la tombe et c'est à cette croix que Kreuznach doit son nom, selon le prieur Tritheim. Le poète G. Pfarrius chante une légende dans laquelle il est également question d'une croix en pierre qui se trouvait autrefois dans l'île et de laquelle il fait provenir le nom de la ville.

Une explication plus savante, sinon plus juste, fait dériver le nom de l'ancienne forme „Crucinaha" (croix dans l'eau). Cette dénomination renferme le vieux mot tudesque „ahha" qui est de même origine que le mot latin aqua et qui signifie également „eau".

Simrock qui passe pour une autorité en fait d'antiquités rhénanes est d'avis que la croix qui a donné son nom à Kreuznach ne se trouvait pas dans l'île actuelle, mais dans une autre réunie depuis à la terre ferme. En effet autrefois la Nahe se divisait aux environs du pont des salines en deux bras, dont l'un longeait le „Hasenrech" et rejoignait près du „Rothenley" l'autre grossi entretemps par l'Eller. C'est dans cette l'île située entre ces deux bras de rivière que se trouvait le mur romain et que s'établit la première colonie chrétienne, autour d'une croix que de pieux missionnaires y avaient plantée. Plus tard, lorsqu'un des bras de la Nahe fut desséché, les habitations se rapprochèrent davantage de l'autre partie de la rivière.

Les Romains ont connu cette contrée, et ils y avaient établi un castel dont le mur romain ou mur payen est un dernier vestige. Kreuznach lui-même est d'origine franque, et les documents en parlent comme d'un village chef-lieu du comté de Sponheim. La plupart des historiens y placent l'Osterbourg, palatium carlovingien, où Louis le Débonnaire résida souvent pour s'adonner aux plaisirs de la chasse. Simrock néanmoins cherche ce palais dans la partie de la banlieue connue sous le nom de Firnsaal (salle antique).

Après la mort de Louis le Débonnaire, Kreuznach passa à Louis le Germanique qui dans le traité de Verdun s'était réservé la vallée de la Nahe pour l'excellent vin qu'on y cultivait. Depuis cette époque Kreuznach demeura incorporé à l'Allemagne jusqu'en 1793, où il devint une conquête des Français qui l'occupèrent jusqu'en 1814.

A partir du règne de Louis le Germanique jusqu'en 1246 nous sommes mal renseignés sur les véritables souverains de Kreuznach. Vers le milieu du XIIIe siècle il fut annexé au comté de Sponheim et resta entre les mains de cette puissante râce jusqu'en 1437, où mourut Jean V, son dernier rejeton mâle.

Il suffit d'ouvrir un ouvrage historique quelconque, qui traite du moyen-âge, pour y trouver à chaque page: batailles, sièges de villes, prises de châteaux, escarmouches hardies, violences, insurrections. Les annales de Kreuznach aussi sont pleines de ces récits. En 1349 les bourgeois s'insurgèrent contre les magistrats et l'on en vint aux mains. Le comte de Sponheim, qui d'ordinaire n'y allait pas de main morte, fit arracher de nuit quatre des principaux frondeurs de leur lit pour les faire exécuter à l'instant sur la place publique. Le remède fut efficace et le repos ne fut plus troublé de longtemps.

Les habitants de Kreuznach si turbulents à l'intérieur savaient aussi au besoin faire preuve de loyauté envers leurs seigneurs, quand il s'agissait de les défendre contre leurs adversaires. En 1279 le comte Jean Ier de Sponheim eut un démêlé avec l'électeur Werner de Mayence et les armées des deux princes en vinrent aux mains entre

Grenzingen et Sprendlingen. Déjà la victoire penchait du côté du comte de Sponheim, lorsque l'électeur eut de nouveaux renforts. Les guerriers du comte tout en se voyant forcés de céder alors au nombre, n'en combattent pas avec moins de bravoure. On remarque au premier rang le boucher Michel Mort de Kreuznach, se battant comme un lion et assommant tous les ennemis qui l'approchent. Cependant les gens de l'électeur avancent toujours et le comte de Sponheim boîteux est déjà cerné de tous côtés. Dans cet instant arrive Michel Mort; il se fait jour au travers des ennemis, délivre son seigneur de la mêlée et combat à la fin à genoux jusqu'à ce qu'il reçoive le coup fatal et meure épuisé. Un nom immortel fut le partage de ce nouveau Machabées et sa corporation obtint un grand nombre de franchises en reconnaissance de sa bravoure. La pierre commémorative qui fut érigée en sonhenreur sur le champ de bataille et sur laquelle on avait gravé son portrait et cette inscription: „MM. MCCLXXIX“ a disparu il y a longtemps de même que les immunités des bouchers. Mais le souvenir du héros se perpétue cependant dans la dénomination d'un champ nommée „champ de Michel Mort“ et dans le lion en pierre qui se trouve actuellement au Schlossberg ou Kauzenberg. Le poète patriotique Gustave Pfarrius l'a chanté dans ses poésies, et le peintre et poète Müller a consacré quelques-un de ses travaux les plus remarquables à son illustre compatriote.

Kreuznach a passé par toutes les péripéties du sort. En 893 les Normans le réduisirent en cendres avec le palais royal franc. En 1183 un incendie en détruisit une grande partie et en 1399 plus de la moitié de la ville neuve devint de nouveau la proie des flammes. Les inondations y exercèrent également de grands ravages à différentes reprises, notamment en 1458, en 1725 (13 mai) et en 1784. Mais la plus grande calamité fut la peste qui en 1349 sévit dans toute l'Allemagne; 1000 personnes succombèrent à Kreuznach sous ce terrible fléau.

Les vieilles chroniques font mention d'étranges et nombreuses petites croix qui en 1500 parurent dans la ville et aux environs sur les chemises, les nappes, les voiles, etc.; même sur le linge serré dans des caisses et des armoires. Deux ans après éclata une grande mortalité.

Lorsque le landgrave Guillaume de Hesse ravagea la vallée de la Nahe, l'abbé de Sponheim s'enfuit en 1504 avec la précieuse bibliothèque de son couvent et se réfugia à Kreuznach qui, après avoir été assiégé pendant six jours, fut délivré au bout de ce temps par le sénéchal de Steinach et Bruns de Schmittbourg.

Pendant la guerre de trente ans Kreuznach endura toutes les souffrances de cette lutte fratricide. Il fut pris d'assaut par les Espagnols sous Spinosa (1620), par les Suédois sous Gustave-Adolphe (1631), par les Impériaux sous Gallas (163), par l'armée héroïque de Bernard de Saxe-Weimar (1639, une seconde fois par les Espagnols (1641) et enfin par les Français (1644). C'est aux intérêts opposés qui divisaient le Palatinat et Bade qu'il dut d'avoir échappé à un sort plus rigoureux. En 1689 il fut horriblement ravagé par les incendiaires de Louis XIV, qui lui firent essuyer les vexations les plus humiliantes et détruisirent ses plus beaux monuments, tels que l'église gothique du Wœrth, le palais de Simmer et le château situé au Kauzenberg (1688—1697).

Un siècle plus tard il fut de nouveau saccagé par les Français, qui pendant la révolution étaient revenus dans cette contrée. Au mois de mars 1793 une bataille eut lieu aux environs de Kreuznach, sur les montagnes de Stromberg, entre les Prussiens qui sortaient de la Champagne et les Français commandés par Custine. Dans ce combat se distingua avant tous un jeune homme héroïque nommé Gauvain qui descendait d'une famille huguenote, émigrée après la révocation de l'édit de Nantes. Il était lieutenant dans le bataillon des fusiliers de Schenke. Comme il faisait partie de l'avant-garde du vaillant colonel Szekuly, il fut chargé de défendre le Goldfels, groupe de rochers abruptes, contre les Français qui occupaient Stromberg. Le capitaine Faber de Trèves qui couvrait ses derrières dut céder à l'attaque d'un nombre supérieur; Gauvain se vit forcé de l'imiter; mais Szekuly le renvoya durement à son poste. Il sourit amèrement, fit donner neuf cartouches à chacun de ses soldats et fit ses adieux à ses camarades en leur disant: „Ou vous me verrez prendre la forteresse de Mayence avec mes trente-cinq hommes ou vous ne me reverrez plus du tout."

A la faveur de la nuit il s'en revint dans le vieux château qu'il trouva abandonné. Le 20 mars, à six heures du matin, environ trois cent cinquante fantassins français sortirent de Stromberg et voulurent s'avancer sur Gauvain par l'étroit sentier qui conduit au Goldfels.

Gauvain avait caché ses soldats derrière des rochers et des broussailles, et leur avait sévèrement défendu de faire feu avant que les ennemis ne fussent arrivés à une distance de trente ou quarante pieds. Ceux-ci s'étant dispersés et s'approchant du château en grimpant de pierre en pierre, furent reçus à une distance de quelques dizaines de pieds par une décharge meurtrière qui porta si bien qu'en quelques instants cinquante cadavres jonchaient la terre. Le reste des Français se retira en poussant d'horribles malédictions.

Vers 8 heures les Prussiens remarquèrent que le feu se retirait d'en face et en même temps les chasseurs de Trèves furent attaqués dans le dos. Au même instant six cents Français font une nouvelle sortie de Stromberg et s'avancent encore sur Goldfels par le même chemin. Mais les Prussiens, protégés contre une attaque en tête par les rochers et les broussailles, se défendent avec le même succès que la première fois jusqu'à ce que trois cents Français les tournant les prennent en dos. Gauvain voyant bien que tout salut était dès lors impossible, redouble de courage et dispose ses soldats avec tant de sagacité et de sang froid que pendant plus d'une heure il tient l'ennemi en haleine. Une des premières balles de l'ennemi lui traverse le chapeau, une seconde lui enlève le ruban de sa natte, une troisième lui effleure le bras gauche, et deux autre passent par son habit sans le blesser.

Loin de perdre le calme au milieu de ce péril, il se met à plaisanter quand une balle le frappe. „En voilà encore une à mon intention, dit-il, mais il n'y a pas de mal; vous savez, camarades, que je possède un talisman qui me garantit contre les balles."

Mais bientôt ses soldats commencent à manquer de cartouches, et les Français font irruption de tous côtés. Il ordonne alors une attaque à la baïonette, se jette au milieu des ennemis sur lesquels il décharge ses deux pitolets; sa résistance désespérée le faisant prendre pour un émigré, „non, s'écrie-t-il, je suis allemand." Au plus fort de la mêlée son fusil se brise entre ses mains. Il s'empare de celui de son sous-officier Seiler, enfonce les rangs de l'ennemi jusqu'à ce que, couvert de blessures, il tombe pour ne plus se relever.

Les généraux et les officiers prussiens, pour honorer le courage héroïque de leur compagnon d'armes, lui érigèrent à l'endroit où il avait succombé un monument haut de dix-sept pieds et ayant la forme d'un obélisque. Les Français le détruisirent dans leur retraite de 1796. En 1833, le roi Frédéric Guillaume IV, alors prince héréditaire, posa la pierre fondamentale du monument dressé depuis sous une nouvelle forme.

Les bords du Rhin souffrirent horriblement des guerres de la première république française, et Kreuznach ne fut pas non plus épargné. En 1795 les troupes de Jourdan y exercèrent un horrible pillage pendant douze jours et douze nuits. Les contemporains font une description navrante de cet événement; nous nous dispensons de la reproduire, parce que tous les récits de ces actes de violence se ressemblent plus ou moins. L'année suivante Bonamie nous imposa les institutions républicaines et françaises. En 1801 la ville fut cédée à la France avec la rive gauche du Rhin. De 1814—1815 elle fut administrée par une commission bavaroise, et le 1er juin 1815 elle passa sous la domination de Frédéric Guillaume, roi de Prusse. C'est sous ce nouveau gouvernement que Kreuznach a pris un développement inouï; en peu de temps le nombre de ses habitants est monté de 4000 à 12000. Et ce n'est ni à la mode ni au luxe, ces tyrans modernes, qu'il faut attribuer ce résultat surprenant. Les propriétés salutaires de ses eaux, propriétés indépendantes des caprices de la mode et trouvant chaque jour dans la reconnaissance de ceux qu'elles guérissent une recommandation nouvelle, voilà ce qui a mis Kreuznach en possession d'une réputation qui n'a rien d'éphémère, et lui assure un des premiers rangs parmi les villes de bains. Toutefois cette réputation n'est pas le fruit de l'expérience des siècles; elle ne date que des temps modernes. Il est bien question des sources minérales au XVe siècle, au sujet d'une source de bains et de l'emploi technique du sel; mais leur importance était presque nulle. C'est le docteur Prieger qui le premier rendit attentif à leurs vertus thérapeutiques. Une analyse chimique les lui avait révélées. Ses conclusions fondées sur les propriétés qu'il avait découvertes dans l'eau ne tardèrent pas à être confirmées par les cures les plus surprenantes. Ses excellentes publications firent aussi connaître ailleurs ses admirables découvertes et assurèrent en peu de temps à Kreuznach cette renommée qui depuis n'a fait que s'accroître.

La source Elisabeth fut découverte en 1832 par Wilhelmi, propriétaire du Wœrth, à l'extrémité de la Naheinsel (île de la Nahe). Elle fut vendue en 1834 à une société d'actionnaires qui fit construire en 1843 à la place d'une vieille échoppe en bois la magnifique salle de conversation qui réunit tout le luxe et tout le confort des établissements de ce genre. C'est de cette époque que date la prospérité toujours croissante de Kreuznach. Les logements et les établissements de bains se sont perfectionnés et ont pris une extension et un développement en rapport avec l'esprit de notre époque et les progrès accomplis dans la balnéotechnie.

Kreuznach, dans ces derniers temps, s'est aussi rapproché du grand mouvement de la vie moderne en se mettant en communication avec le Rhin, l'un des fleuves les plus importants de l'Europe. Un railway nous permet de passer, en quelques minutes, des gracieuses montagnes qui entourent la vallée de la Nahe aux bords riants du Rhin; c'est un véritable changement de décoration à vue, et les visiteurs de Kreuznach trouveront dans ce petit voyage une source abondante de nouveaux plaisirs.

Hommes célèbres nés à Kreuznach. — Jean Georges Sabellicus Faust, surnommé le Magicien.

Kreuznach a produit une foule d'hommes célèbres, qui se sont distingués dans toutes les carrières. Nous n'en citerons que les plus marquants. Déjà vers la fin du XIIe siècle Baldemar jeta une vive gloire sur sa ville natale par son ardente piété. Il mourut en odeur de sainteté en 1199 comme prieur de Sponheim. Jean Faust, en 1370 lecteur dans un couvent de Carmelites et ensuite prieur à Strasbourg, figure dignement à ses côtés. Il passe dans les écrits, qui font mention de lui, pour un éminent théologien, un profond philosophe et un grand orateur. La pureté de ses mœurs répondait à l'étendue de sa science.

K. L. Tolner († 1715), homme d'une vaste érudition, est surtout célèbre comme historien. Ses infatigables investigations dans le domaine de l'histoire de la Hesse et du Palítinat qu'il publia de 1700—1715, lui valurent l'approbation de ces deux maisons souveraines, mais non celle de sa jeune épouse, fille d'un riche négociant de Francfort, qui préférait les plaisirs du monde aux jouissances que procurent les savantes recherches dans de vieux parchemins. Aussi quitta-t-elle spontanément son mari après deux mois de mariage, disant qu'il lui était impossible de passer sa vie avec ce bibliomane.

Charles Conrad Achenbach quitta sa ville natale pendant la guerre de succession d'Espagne et se rendit en Prusse. Frédéric Ier, roi de Prusse, le nomma en 1702 prédicateur de la cour, conseiller ecclésiastique et membre de l'académie des sciences à Berlin. Achenbach mourut en 1720. — Trois hommes dont l'université de Heidelberg mentionne les noms de la manière la plus honorable ont également vu le jour à Kreuznach; ce sont les fils du professeur et pasteur Jean Jacques Wundt: Daniel Louis († 1805), Charles Casimir († 1783) et Frédéric Pierre († 1809). — J. H. de Carmer (né en 1731) est une autre célébrité de Kreuznach. Issu de parents protestants pauvres, il ne put pas même obtenir une charge de clerc dans sa patrie. Découragé par ces refus continuels, il s'adressa à Frédéric le Grand dont l'œil pénétrant ne tarda pas à demêler les qualités du jeune homme. Carmer monta de grade en grade, et devint grand chancelier et ministre de la justice. Il fut même nommé comte et chevalier de l'ordre de l'Aigle noir, et mourut en 1801 après avoir rendu d'éminents service à la constitution prussienne par sa rédaction du droit coutumier.

La poésie a eu de tous les temps de nombreux adeptes dans les contrées où l'imagination est éveillée par les merveilles de la nature et le généreux jus de la vigne. Kreuznach aussi a eu ses prêtres de la muse, et il met au nombre de ses favoris le poète et peintre Frédéric Müller (né en 1740, † 1825) qui s'est fait connaître par ses idylles palatines, son réveil d'Adam, son drame de Géneviève et d'autres travaux poétiques. Les toiles qu'il a peintes dans le genre hollandais représentent pour la plupart des scènes pastorales et des groupes d'animaux. Elles sont fort recherchées à cause de leur originalité et de leur touche légère.

J. H. Kaufmann, aimable poète et bon vivant, et Gustave Pfarrius, qui a chanté la vallée de la Nahe, méritent aussi qu'on en fasse mention.

Il nous reste encore à parler d'un personnage célèbre dans les légendes populaires et dont Gœthe a fait le sujet d'un de ses chefs-d'œuvre, à savoir de Jean Georges Sabellicus Faust, surnommé le magicien, qui en 1507 fut recteur du gymnase de Kreuznach. Fils d'un paysan et né à Knittlingen, petite ville de la Souabe, il fit ses études à Wittemberg et obtint le bonnet de docteur à Ingolstadt. Il s'était d'abord adonné à la théologie qu'il quitta bientôt pour embrasser la médecine, l'astrologie et la magie. Il initia son disciple Jean Wagner aux secrets des sciences occultes. On dit de lui qu'il avait vendu son âme au diable qui pendant vingt-quatre ans devait accomplir toutes ses volontés et lui donner pour acolyte un de ses compagnons d'enfer. C'est dans cette société que Faust parcourut le monde et fit d'incroyables prouesses. Un jour il dévora en un clin d'œil la voiture de foin d'un paysan. A Leipzig il sortit de la célèbre cave d'Auerbach à cheval sur un tonneau de vin. Il promit une autrefois à un maître d'école piqué de la curiosité de voir le diable en chair en os, de le lui présenter dans une bouteille; au moyen d'une formule de magie il cita son compère de comparoir devant lui. Belzébuth parut les yeux enflammés, le nez en corne et montrant d'horribles griffes et défenses. Le pauvre instituteur paya bien cher sa curiosité; il fut si saisi de l'aspect qu'il tomba évanoui par terre. Faust fit un jour une orgie avec une bande joyeuse dans l'hôtel d'un homme avare. On mangea et but à cœur-joie, et au moment du départ Faust paya l'écot en monnaie bien sonnante. Mais qu'on se figure l'agréable surprise du maître d'hôtel lorsque quelques jours après il voulut recompter son argent et ne retrouva dans sa caisse que des tranches de corne à la place de ses pièces d'or! A une autre occasion Faust promit à ses convives de faire naître sur la table un cep de vigne chargé de raisins. Lorsqu'il eut obtenu d'eux la promesse qu'ils n'en couperaient rien, il fit paraître par la vertu de sa baguette magique le cep de vigne tant désiré. Mais les raisins étaient si appétisants que tous les assistants se saisirent à l'instant de leur couteau pour couper ces fruits succulents; alors tout se dissipa en une vapeur magique et l'un tenait l'autre par le nez.

Cependant le pacte conclu avec le diable approchait de son terme et le diable redoubla de malices. A Venise où Faust voulut monter au ciel devant le peuple assemblé, il le laissa choir si rudement à terre qu'il faillit en mourir. Dès ce jour les deux contractants se brouillèrent. Saisi d'un repentir amer, Faust brisa le collier magique par lequel Belzébuth lui avait attaché un de ses compères sous la forme d'un chien. „Va-t-en, dit-il, maudite bête qui m'as perdu.“ Le chien disparut et n'a plus été revu. Mais le diable rompit le cou à Faust entre minuit et une heure à Knittlingen, selon les uns, selon d'autres à Reutlingen et l'emporta en enfer.

S'il est permis de douter des faits et gestes de Faust, tels que les traditions populaires nous les ont transmis, il est du moins avéré qu'avec ses connaissances variées il a su exploiter les préjugés et superstitions de son temps. Les témoignages de Melanchthon, qui l'a vu lui-même, et de Tritheim, qui a écrit à son sujet le 20 août 1507 de Würzbourg à son ami J. Virdungo de Hassfort, achèvent de nous convaincre qu'il a véritablement existé.

Les meilleurs étaient adonnés à cette époque aux sciences occultes. C'est ainsi seulement qu'on peut s'expliquer comment Faust a pu devenir recteur du gymnase de Kreuznach. En 1507 il entra dans une auberge de cette ville en compagnie d'un barbet noir et y montra à la foule ébahie des tours magiques si étonnants que François de Sickingen crut devoir le recommander pour la place vacante au gymnase. Faust s'empressa d'accepter et alla s'emménager dans une rue étroite (a suibus nominatum). Il était très-vicieux et commettait beaucoup de mal, aussi n'a-t-il échappé à sa juste punition que par la fuite. Plus tard il erra de ville en ville jusqu'à ce qu'il disparût en 1560, sans qu'on sache ce qu'il est devenu.

Les sources minérales et leurs propriétés curatives. — Eau-mère et cure par le petit lait.

Kreuznach doit toute sa réputation à ses eaux minérales dont nous allons faire une petite description. Il y a en tout une vingtaine de sources captées, qui sont employées à la fabrication du chlorure de sodium dans les salines de Münster, de Carlshalle, de Théodorshalle et de la ville de Kreuznach, et qui embrassent une étendue d'une lieue, en partie sur les bords de la Nahe, en partie dans le lit de la rivière.

Les sources salines, connues depuis 1478, furent administrées de bonne heure en bains. En 1490 Philippe, électeur palatin, fit don à ses deux cuisiniers Conrad Bruns et Mathieu de Neuendorf, en échange d'une faible contribution, „des salines et sources de bains situées entre Ebernbourg et Kreuznach.“

La saline de Münster, connue depuis 1606, ne fut utilisée en bains et en boisson que sous le gouvernement prussien. Son bassin principal a une température de 24° R., qui diminue de quelques degrés lorsque la source n'est que faiblement exploitée.

Les salines de Carlshalle et de Théodore fournissent en majeure partie la célèbre eau mère ou mutterlaüge aux bains de Kreuznach. Elles sont réunies entre elles par un pont de bois reposant sur des piliers en pierre. Les deux établissements se composent de onze bâtiments de graduation où sont occupés quatre-vingts hommes qui extraient 25000 quintaux de sel marin de 10 millions de pieds cubes d'eau minérale. L'eau salée sort de terre à un degré de concentration peu avancé. Pour obtenir un degré plus fort, on conduit cette eau, à l'aide de machines hydrauliques, à la partie supérieure de vastes hangars formés de fascines superposées avec ordre.

Là, elle pénètre goutte à goutte à travers les ramilles, se divise à l'infini, et, dépouillée par l'évaporation d'une partie de ses sels et de ses principes aqueux, elle tombe dans de vastes réservoirs, d'où elle est reprise et dirigée sur de nouvelles fascines. Ce n'est qu'après six opérations de ce genre qu'elle marque à l'areomètre un degré suffisant de concentration; alors on la transporte dans d'immenses chaudières, où elle est soumise à une caléfaction prolongée. Peu à peu le sel marin se dépose sous forme de cristaux brillants, qu'on enlève à mesure avec des râteaux et que l'on fait sécher dans des corbeilles d'osier avant de les livrer au commerce. Le résidu forme la précieuse eau-mère qu'on réserve pour l'usage des bains.

La Carlshalle fut construite en 1732 sous l'électeur Charles Philippe, et la Théodorshalle en 1732 sous Charles Théodore. Elles furent exploitées toutes les deux avec succès par des sociétés privées jusqu'en 1808, où Napoléon Ier en fit cadeau à sa sœur, la princesse Borghèse. Après la paix de Paris elles devinrent propriété du grand-duc de Hesse; tandisque la Prusse obtint le territoire qui fait partie de Kreuznach.

La source principale de la Carlshalle est tellement abondante qu'elle fournit non seulement l'eau employée à la fabrication du sel marin, mais qu'elle alimente encore un grand nombre des bains de Kreuznach. Sa grande abondance date de 1843 où elle fut élargie par suite de nouvelles perforations qui portèrent sa température de 13 à 19 degrés R.

Le bassin principal de la Théodorshalle approvisionne les petites habitations environnantes. Sa température est de 19 degrés R.

L'eau salée des deux salines est employée dans les affections scrofuleuses où, grâce à son efficacité, elle jouit d'une célébrité universelle. La situation romantique du jardin du Kurhaus, le silence qui règne à l'entour, les promenades ombreuses, surtout celles du bosquet de la Théodorshalle, l'heureuse influence de l'évaporation de l'eau salée sur les organes de respiration attirent une foule d'étrangers dans les maisons particulières situées de ce côté.

Les sources minérales proprement dites de Kreuznach ne furent découvertes que vers 1832. En 1834 elles devinrent propriété d'une société d'actionnaires qui fit capter la source Elisabeth et la Nahequelle (source de la Nahe) selon les règles de la balnéotechnie. La Nahequelle alimente le Kurhaus voisin. La source Elisabeth n'est employée qu'à l'usage intérieur; elle sort d'un puits profond de quarante-six pieds et fournit 1600 pieds cubes d'eau par jour, quantité plus que suffisante pour les besoins de la buvette. La température de l'eau est de 10° R. La source est entourée d'une terrasse qui communique avec le bassin par des escaliers. Au haut de la terrasse on a la vue sur les nouveaux édifices construits sur la rive droite du fleuve et destinés à loger des étrangers, sur la vallée romantique des salines et leurs batiments de graduation placés entre les rochers abruptes du Haardt et les raides parois de porphyre du Rhingrafenstein.

La Nahequelle jaillit d'une profondeur de 70 pieds au milieu du lit de la Nahe; elle a une température de 8° R. L'élévation des eaux de la rivière n'exerce aucune influence sur la source. La Nahequelle est si abondante qu'elle fournit par jour, 3000 pieds cubes d'eau qu'au moyen de conduits on dirige dans les bains du Kurhaus.

En face de la source Elisabeth et de la Nahequelle et tout près de l'hôtel d'Orange, se trouve l'Oranienquelle qui se distribue dans les établissements particuliers. Dans les temps les plus récents le propriétaire de l'hôtel de France a découvert une nouvelle source dans sa cour.

Ces sources qui diffèrent entre elles par la quantité, mais non par la qualité de leurs principes minéralisateurs, forment un véritable trésor pour la thérapeutique. Les substances les plus importantes sont le chlorure de sodium,

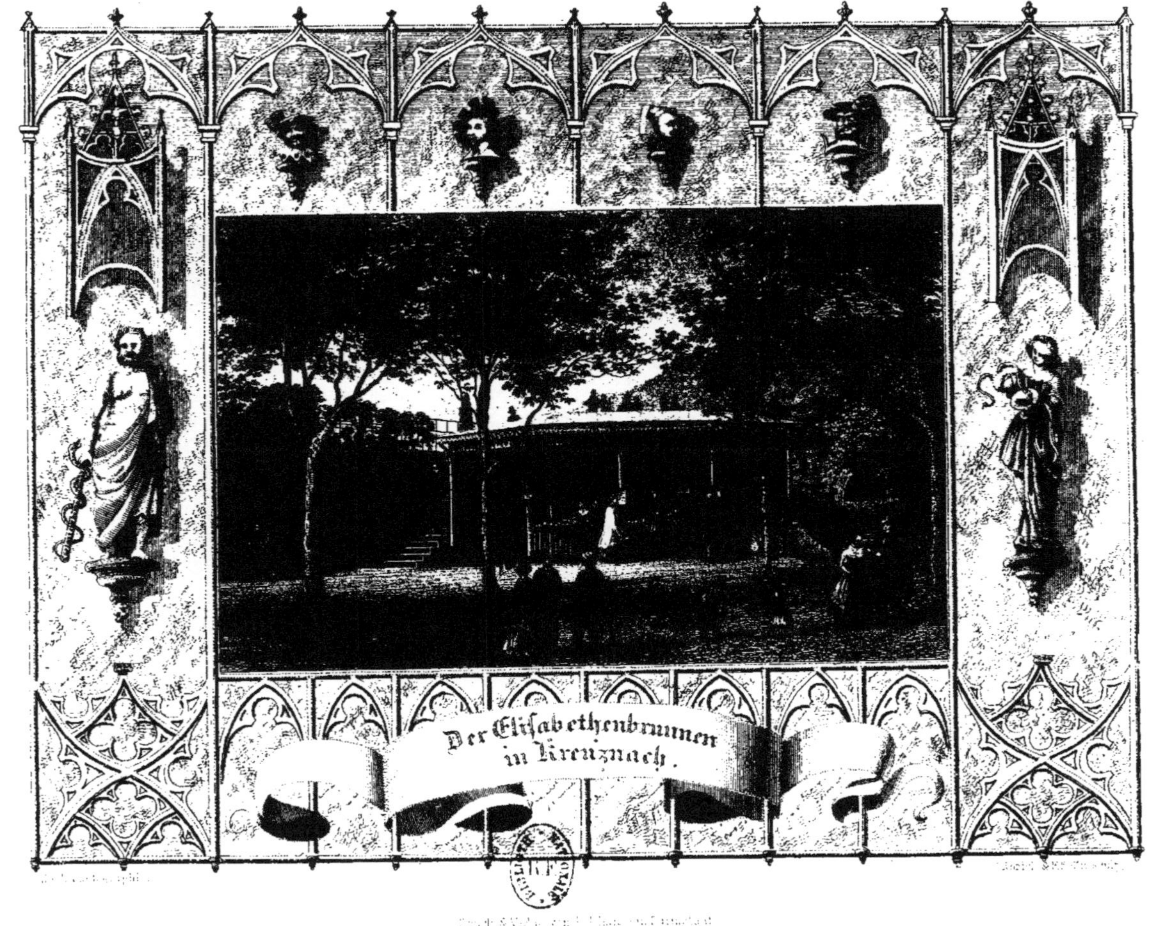
Der Elisabethenbrunnen
in Kreuznach.

le chlorure de chaux, le brôme et l'iode. La saveur de l'eau prise à la source est âcre, salée et saumâtre; elle a même quelque chose de nauséabond. L'eau est assez limpide et tire légèrement sur le jaune. Dans un vase fraîchement rempli on remarque des bulles de gaz acide carbonique qui montent à la surface. L'eau qui repose quelque temps devient trouble, et des flocons d'un jaune brunâtre se déposent au fond du vase. Au bout de quelque temps l'eau redevient plus claire, mais elle n'atteint plus sa limpidité primitive. L'odeur qu'on sent aux environs des bâtiments de graduation a quelque chose de saumâtre, ce qui a fait croire que notre eau minérale contient des principes analogues à ceux de l'eau de mer.

L'eau-mère ou mutter-laüge, ce résidu liquide qui reste dans les chaudières après l'enlèvement des cristaux, s'ajoute aux bains pour leur donner des propriétés plus énergiques. Elle est de couleur fauve ou brunâtre, de la densité de l'huile, d'une odeur particulière et d'une saveur ardente et salée. Frottée entre les doigts, elle fait l'effet d'un mélange d'huile et de sable. Elle n'est autre chose que l'eau minérale à laquelle on a enlevé, par les opérations de la graduation, le chlorure de sodium, le carbonate de chaux, le carbonate de magnésie, la terre siliceuse, la terre argileuse, le fer et le manganèse oxydulés.

Nous possédons deux excellentes analyses chimiques de l'eau-mère. L'une fut faite par M. Mohr de Coblence; l'autre par M. le pharmacien Polstorf de Kreuznach. Les résultats des deux analyses ne sont pas identiques, et leur différence doit être attribuée aux divers poids spécifiques de l'eau-mère analysée.

Les salines fournissent une quantité plus que suffisante d'eau-mère pour tous les besoins. Les établissements de bains de Kreuznach n'en absorbent qu'une partie; le reste passe dans le commerce avec les pays étrangers. Le transport en gros de l'eau-mère à l'état liquide présente d'assez graves inconvénients; on y remédie en préparant un sel d'eau-mère. On réduit le résidu sirupeux d'un tiers de son volume par l'évaporation; en se refroidissant il forme une matière solide, cristalline, le sel d'eau-mère, qui s'expédie avec la plus grande facilité. On peut donc refaire une eau-mère liquide en ajoutant au sel le tiers d'eau qui s'est évaporée. Mais le degré de cristallisation n'étant pas le même pour tous les sels, il faut réduire toute la masse à l'état liquide avant d'en faire usage pour les bains.

Les affections qu'on traite avec les eaux de Kreuznach sont sommairement énumérées par M. le docteur Jung dans ces lignes: „Nos sources minérales exercent, en vertu de leurs substances médicinales, telles que le brôme, l'iode et le chlore, une influence énergique sur le système lymphatique et ses glandes. Elles stimulent les sécrétions et activent le fonctionnement des rouages de tout l'organisme, et leur vertu thérapeutique se fait surtout sentir dans les affections qui proviennent de la stupeur du système lymphatique à la suite de maladies chroniques. Il s'en suit, qu'elles conviennent non seulement contre les accidents qui caractérisent les scrofules, mais encore contre les maladies engendrées par des inflammations chroniques.“

Toutes les formes du lymphatisme exagéré se trouve donc admirablement bien de l'action de nos eaux minérales. Qu'il s'agisse simplement de la pâleur de la peau, de la bouffissure du visage et de quelques engorgements ganglionnaires; ou bien qu'il existe déjà un état cachectique ayant entraîné des ulcérations cutanées, des fistules plus ou moins profondes, des caries, des nécroses, des suppurations intarissables, etc., on verra l'influence minérale se traduire par les mêmes manifestations.

Déjà les anciens estimaient le petit lait comme médicament, et Pline donne là-dessus des détails très-curieux; mais son emploi général par les médecins ne date que du commencement de ce siècle. On sait qu'à cette époque eut lieu à Gais, dans le canton d'Appenzell, en Suisse, par l'usage du petit lait, la guérison miraculeuse d'un haut personnage atteint d'une affection pulmonaire; et depuis toute station thermale importante tient à honneur de posséder ce précieux médicament à côté de ses eaux minérales.

Le petit lait est d'un vert jaunâtre, légèrement opalisant et d'un goût douceâtre. On le prépare avec du lait de chèvre, en y ajoutant un peu de présure et de lait caillé, ce qui en enlève toutes les parties qui servent à former le fromage ou le beurre; de sorte qu'à part les parties nutritives du lait, il ne contient que le liquide avec une dose assez considérable de sucre de lait, et une petite quantité de sels. Chaque année il nous arrive des montagnes d'Appenzell un troupeau de chèvres qui fournissent le lait nécessaire à la préparation du petit lait de notre établissement.

Mais: „Quid tibi cum médicis?" (Qu'entends-tu à la médecine?) pourrait avec le poète romain me demander le lecteur ami! Aussi préféré-je le renvoyer à des autorités compétentes, comme Prieger, Engelmann, Trautwein, Stabel, Fouquet, Wiesbaden, Jung et Michels, etc., dont les excellents travaux donnent toutes les indications scientifiques que l'on peut désirer sur l'efficacité de nos eaux.

Les établissements de bains. — Des logements et des hôtels. — Des distractions. — Des collections. — Renseignements religieux et scolaires. — Fabriques et autres établissements.

Les établissements de bains de Kreuznach marchent de pair avec le temps et sont de nature à pouvoir satisfaire tous les besoins. Les nombreux bains installés dans les différentes parties du Kurhaus et dans les hôtels particuliers sont disposés avec goût et selon les règles du confort.

Le Kurhaus que représente une de nos gravures, s'élève avec son restaurant sur l'emplacement d'une chétive cabane. Il est situé à l'extrémité de la Bade-Insel, en face du Schlossberg.

Cet édifice joue un rôle important dans la cure proprement dite. Ses vastes galeries servent par le mauvais temps de promenoirs aux étrangers, et leur permettent de se donner, à côté de la diète, l'exercice si nécessaire au succès de la cure. C'est là et dans les promenades de l'île, dans laquelle jaillissent la source Elisabeth et les autres sources brômo-iodurées, que se concentre la vie sociale de nos baigneurs. De beaux parcs, des allées ombreuses, de riants bosquets et de frais parterres de fleurs ornent les rives de la Nahe et les environs des établissements de bains, et forment le rendez-vous habituel où le public élégant étale son luxe.

La belle rue qui conduit au Kurhaus est bordée de distance en distance de magnifiques hôtels, dont quelques-uns sont ornés de colonnades ou renferment d'élégants magasins. C'est par ce même chemin encadré d'arbres et de fleurs qu'on se rend aux sources minérales où se fait entendre une excellente musique le matin et le soir, pendant que les étrangers boivent l'eau. De ce côté, on rencontre une nombreuse société à toutes les heures de la journée. Souvent aussi on fait une promenade le long de la rivière, à travers la belle vallée, par un sentier ombragé. Alors on arrive d'abord à la Carlshalle sur la rive droite, où l'on passe un pont pour se rendre à la Théodorshalle située sur la rive gauche. Les deux salines ont des sources où l'on boit et des établissements de bains. La Théodorshalle a de plus un jardin public avec restaurant. De temps à autre l'on y organise des concerts libres. Après avoir visité les travaux dans les bâtiments de graduation dont nous avons parlé plus haut, on pousse jusqu'au Salinenwäldchen remarquable par ses belles allées.

Pour varier le chemin, on revient à la ville par la route des salines qui passe devant l'hôtel d'Orange et une foule de nouvelles maisons garnies qui forment avec la Bade-Insel la plus belle partie de Kreuznach. Tout ce quartier doit uniquement son existence aux sources minérales.

De même que l'élégant Kurhaus et la source Elisabeth voisine sont de première importance pour la cure proprement dite, de même le Kursaal est le centre de la vie sociale de nos étrangers. Qu'on ne s'attende pas toutefois à rencontrer là le luxe d'un éclairage féerique, d'un ameublement princier, tel qu'on est habitué à l'admirer à Hombourg, à Wiesbaden, à Baden-Baden, etc! Mais qu'on se rassure, personne n'en veut pas non plus à votre bourse. Kreuznach est un séjour sérieux. Tout ce qui s'y fait n'a en vue que la santé, le bien-être du baigneur.

Les hôtels du quartier spécialement destiné à loger les malades ne reçoivent point de passagers. On peut recommander à ces derniers les hôtels de la ville, tels que l'hôtel du Palatinat, l'aigle d'or, l'hôtel de Berlin, etc., etc.

Dans le quartier fréquenté de préférence par les baigneurs se trouvent les hôtels suivants: l'hôtel du Kauzenberg, l'hôtel d'Angleterre, l'hôtel royal, l'hôtel de France, l'hôtel d'Orange, l'hôtel de Hollande et l'hôtel de l'Europe.

Ensuite il y a une soixantaine de maisons particulières qui logent des étrangers, telles sont l'hôtel au prince de Prusse, les hôtels Kühl, Maurer, Kaufmann, Imhoff, Rodolphe Weber, Schneider, Gravius etc., etc.

Le casino de Kreuznach, local de récréation, est construit dans le style moderne et orné d'un beau balcon. Une grille l'entoure en forme de croissant. Il date de 1833. Son organisation est tout à fait républicaine: son comité et ses membres sont soumis à l'ostracisme de la foule. A toute heure on trouve dans ce local un bon verre de vin, des rafraîchissements et une société choisie. Les salles spacieuses sont décorées dans le bon goût; les unes contiennent la littérature du jour, les feuilles périodiques, les autres sont consacrées aux jeux, à la danse, etc., etc.

Puisqu'il est question de récréation, disons deux mots de l'île de Kisky située au milieu de la rivière et formant une des promenades favorites des habitants de la ville. Elle est pour ainsi dire la partie inférieure de la Nahe-Insel. Il fait bon s'y promener pendant les grandes chaleurs à l'ombre des allées de peupliers dont le feui-

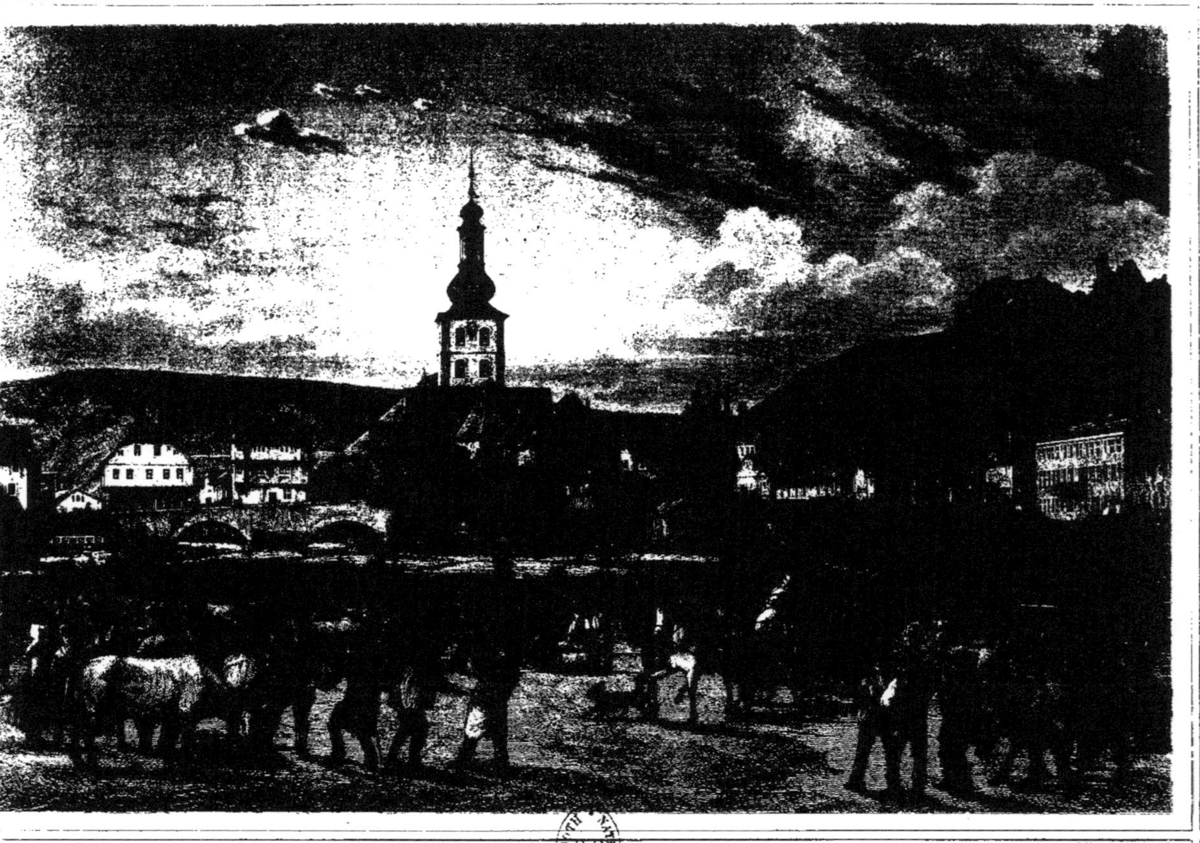

G. Heisinger sculp.

KREUZNACH.

DIE BRÜCKE VON PFEIFF'S WÖRTH GESEHEN.

llage touffu masque un hôtel avec restaurant. Deux fois par semaine on peut y entendre une excellente musique.

Les étrangers se rendent fréquemment aussi au Kauzenberg. Il s'y trouve le jardin Recum, propriété particulière qu'il est permis à tout le monde de parcourir. On s'y rend en sortant par la porte de Rüdesheim et en prenant à gauche. On entre d'abord dans le jardin qui est distribué avec art et dont les pièces d'eau sont ombragées de saules pleureurs et animées de cygnes. Le petit château situé au pied de la montagne relève agréablement la beauté de l'ensemble. Arrivé au haut du Kauzenberg qui porte aussi le nom de Schlossberg, on y remarque encore les derniers vestiges d'un ancien château fort, construit en 1270, pris d'assaut par Gustave Adolphe en 1631 et incendié en dernier lieu par les Français vers 1689. Nous connaissons déjà la signification du lion en pierre que M. de Recum a fait prendre au château de Dhaun pour le mettre à cet endroit. La vue qu'on a du haut du Kauzenberg est admirable. On remarque à ses pieds la Nahe avec ses nombreux et onduleux détours, la ville avec ses tours et ses magnifiques établissements de bains, le pont aux huit arches, belle œuvre du comte Jean de Sponheim, enfin dans les rues de la ville le va-et-vient continuel d'une population affairée surtout les jours de marché. Tout ce tableau est comme encadré de champs fertiles et de vignes. En continuant la route au milieu de vignobles qui font partie de la propriété de Recum, on parvient à un belvédère où la perspective bien plus étendue encore embrasse la ville de Kreuznach et toute la contrée environnante. C'est de ce point qu'on a dessiné le panorama publié par l'éditeur de ce livre.

Revenons à la Nahe-Insel où nous trouvons un grand nombre de magasins dans lesquels on peut se procurer tous les objets de nécessité et de luxe. On y trouve les produits les plus nouveaux de l'art et de l'industrie.

Nous rendrons MM. les étrangers attentifs aux beaux objets en agate qui sont travaillés avec un art merveilleux et qui proviennent des fabriques d'Oberstein. Autrefois on trouvait l'agate aux environs d'Oberstein même; actuellement on le fait venir à meilleur marché du Brésil et de Montevideo. Cinquante fabriques s'occupant uniquement de cet article sont établies sur l'Idère. Dans les derniers temps, on a découvert un procédé par lequel on parvient à donner à tout agate les couleurs de l'onyx, de la cornaline, de la sardoine, etc.

A mesure que le besoin s'en est fait sentir, les maisons destinées à loger les étrangers se sont augmentées et perfectionnées. Il y a quarante ans les visiteurs de nos sources étaient encore peu nombreux, et à l'heure qu'il est nous en comptons 8000 par an; c'est là assurément, la meilleure preuve de l'efficacité de nos eaux; et les étrangers qui nos honorent de leurs visites ne viennent pas demander des distractions et des fêtes, mais la santé. Aussi notre public n'est-il pas infecté de ces personnes du demi-monde qui s'abattent sur les grandes stations thermales à jeux de hasard. D'ailleurs, toutes les nations civilisées du monde fournissent leur contingent à la société de Kreuznach et toutes y vivent dans l'entente cordiale la plus parfaite.

Nous avons parlé plus haut du Kurhaus, des nombreux hôtels et des maisons particulières qui offrent aux étrangers le plus grand choix de logements. Les uns sont très élégants et ont tout le luxe possible, les autres, quoique plus simples, présentent néanmoins le confort nécessaire; tous se font remarquer par une grande propreté. Les prix des appartements sont très-variés; ils dépendent de la saison, de la situation, de l'ameublement et de l'étage; au commencement et à la fin de la saison les prix sont beaucoup moins élevés qu'au milieu de l'été. Outre les hôtels, il y a à Kreuznach une foule de restaurants, d'estaminets, de pâtisseries, etc., etc.

Kreuznach possède deux églises évangéliques, une église anglicane restaurée sur un chœur effondré en style gothique, deux églises catholiques et une synagogue. Le couvent adjacent à l'église catholique Saint-Wolfgang fut converti en collége en 1819. La vieille ville et la ville neuve ont chacune leurs maisons d'école. L'hôpital près du collége est destiné à recevoir non seulement les habitants indigents et infirmes de Kreuznach, mais aussi les étrangers moyennant une faible contribution. L'hôtel de ville se trouve du côté de la porte de Bingen; il sert également de tribunal.

Nous citerons encore comme curiosités de Kreuznach la fabrique d'étuis et de portefeuilles, la fabrique de marbre, les deux grandes manufactures de tabacs, les fabriques de vins mousseux, la collection d'antiquités historiques des environs dans la maison Sahler, rue Hochstrasse, le cabinet de coquillages de M. Weinknuff, les cabinets numismatiques de MM. George, Antoni, Graeff et Schmidt, le cabinet minéralogique de M. le professeur Dellman et les beaux ateliers de MM. Cauer et fils, qui renferment de magnifiques plâtres.

Un nombre suffisant de bons médecins se chargent du traitement des malades. Ils donnent des consultations chez eux, à heures fixes, ou au domicile des malades.

Nous donnons ici leurs noms: MM. Trautwein, Engelmann, Lossen, Prieger, Jung, Strahl, Stabel, Fouquet, Wiesbaden, Karst, Lenze et Heusner.

L'étranger n'aura donc rien à regretter de ce qui rend la vie agréable et assure le succès de la cure.

Les Environs de Kreuznach.

L'après-dîner, lorsque le temps est beau et qu'il ne fait pas trop chaud, on voit de nombreuses voitures et de joyeuses cavalcades partir dans toutes les directions de la ville.

Une grande quantité de voitures de place à un et deux chevaux se trouvent toujours à la disposition des étrangers, tant pour les excursions dans les environs que pour les courses dans la ville même. Kreuznach possède aussi une véritable légion d'ânes, dont la patience est à l'épreuve des coups de bâton; mais ces animaux possèdent encore d'autres qualités très-avantageuses pour les touristes. Leur allure est fort douce, et ils ont le pied si sûr qu'ils ne trébuchent jamais, même dans les sentiers les plus raides et les plus étroits des montagnes. Aussi sont-ils très précieux pour les malades qui peuvent gravir sur cette monture les montagnes les plus escarpées sans danger ni fatigue.

Parmi les points attrayants aux environs de Kreuznach, il faut citer d'abord la Belle-Vue sur le Martinsberg et, un peu plus loin, du côte de Bingen, la Rothe-Ley. Le Martinsberg s'élève majustueusement dans les airs, et le visiteur placé sur son sommet y jouit d'une admirable perspective qui embrasse la ville, les salines, les belles campagnes et toute la vallée de la Nahe jusqu'aux montagnes qui l'encadrent. La Belle-Vue est propriété de la famille Potthof; elle est située au milieu de vignes qui s'échelonnent à gauche et le long de la route qui conduit de Kreuznach à Bingen. Au VIIIe siècle il y avait sur le sommet de cette montagne, à l'endroit où se trouve actuellement un temple de Bacchus, une église chrétienne consacrée à l'évêque Saint-Martin, dans laquelle furent probablement chantées les premières hymnes qu'on a entendues dans cette contrée. Cette église faisait partie du diocèse de Würzbourg auquel Charlemagne en avait fait don. Le temps dant sa marche destructrice a fait disparaître il y a longtemps cette maison de Dieu; il n'en est resté que le nom de la montagne.

Pour se rendre à la Rothe-Ley il faut choisir un temps tout-à-fait clair, et le regard s'étend alors librement sur un admirable paysage jusqu'aux montagnes au-delà de Wiesbaden. On aperçoit dans toute sa beauté la fameuse plaine-paradis du Rhingau avec ses villages coquets et ses villes florissantes: le joyeux Johannisberg avec ses célèbres vignes, Geisenheim avec sa belle église, Rüdesheim avec son redoutable donjon carré. A l'est on distingue les riches campagnes de la Hesse; au sud on voit la rivière bordée de peupliers, d'aunes et de saules, la ville de Kreuznach, les rochers escarpés de la vallée, le Kauzenberg et, au-dessus des sources minérales, les formes déchiquetées du Rhingrafenstein dont une aiguille isolée porte les ruines d'un ancien château fort. Du côté opposé on remarque une riante plaine dans laquelle une vieille masure grise indique l'endroit où planait autrefois l'aigle romaine. Cette masure porte encore aujourd'hui le nom de mur païen. Elle se trouve sur le bord de la Nahe, à proximité du nouveau pont du chemin de fer, hors la porte qui a nom Mühlenthor. La forteresse bâtie à cet endroit sous Drusus l'an 12 av. J-C., couvrait une surface de 4000 pieds carrés; il ne reste plus que quelques vestiges de cette œuvre gigantesque. Les archéologues prétendent que du temps des Romains ce terrain formait une île, ce que semblent confirmer les débris d'un pont que des fouilles y ont mis à nu. Le castel fut détruit au IVe siècle après J.-C. dans les guerres des peuples germaniques contre les Romains.

La vallée des salines. — La Gans et le Rhingrafenstein. — Münster am Stein et Lemberg.

Mille souvenirs, rappellés l'un par une forêt, l'autre par un rocher, l'autre par un édifice, se mêlent et se heurtent dans les environs de Kreuznach. Le penseur visitera avec interêt la terre qu'ont foulée les Bucer, les Oecolampade, les Luther, les Melanchton, les Schwebel, etc. Il ne pourra s'empêcher d'admirer ces titans de la pensée qui, aux dépens de leur repos et quelquefois au risque de leur vie, ont fait pour la liberté religieuse ce que la révolution française a fait pour la liberté sociale. Nous n'avons pas le moins du monde l'intention de faire de la polémique religieuse. Toute religion nous est vénérable. Le catholicisme est nécessaire à la société, le protestantisme est utile à la civilisation. Nous ne faisons

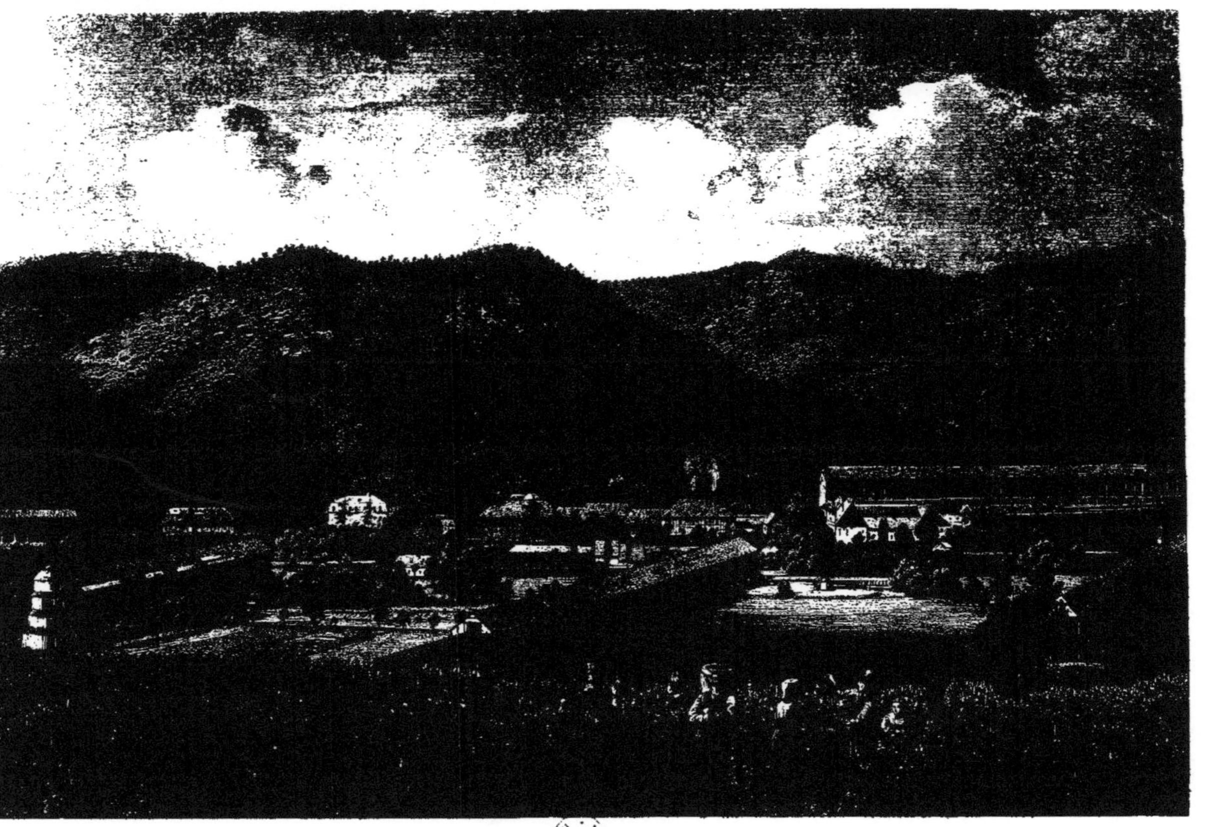

SALINE THEODORSHALLE BEI KREUZNACH.

Druck & Verlag v. G. G. Lange in Darmstadt.

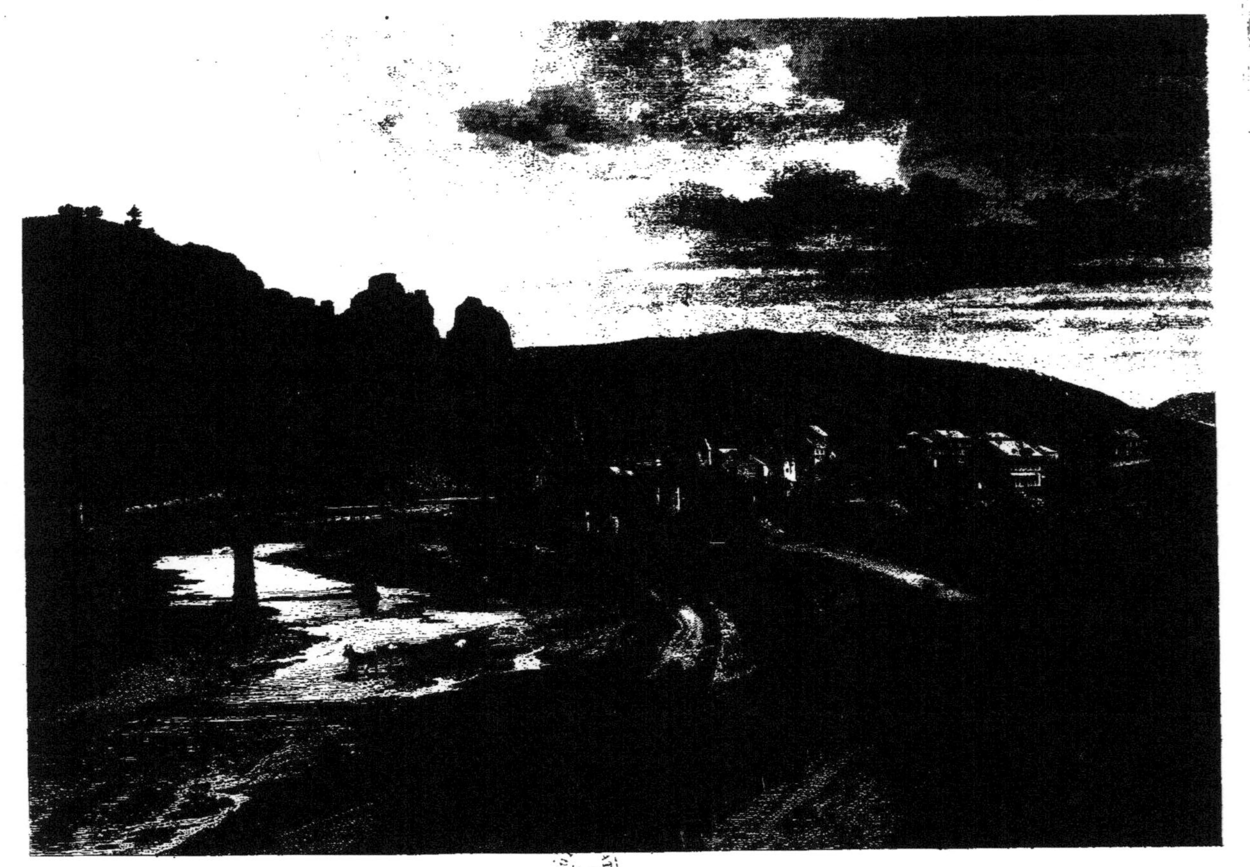

BAD UND SALINE MÜNSTER AM STEIN BEI KREUZNACH.

que transcrire l'histoire qui rend justice à ces penseurs et à ces sages qui ont souffert pour ce qu'ils ont cru le bien et le vrai, et qui ont généreusement dépensé leur génie pour accroître, ceux-ci la foi divine, ceux-là la raison humaine.

Commençons notre pérégrination en partant du Kurhaus de Kreuznach et en passant le pont situé en face. Nous prendrons alors à droite, et après dix minutes de chemin nous arriverons au pont des salines qui nous conduit à la Carlshalle et bientôt après à la Théodorshalle. Auprès du pont des salines, on remarque une tour en bois qui indique à quelle hauteur il faut élever l'eau salée pour la diriger au moyen de conduits dans les bâtiments de graduation de la Théodorshalle. Un robinet qui s'ouvre au puits permet à l'étranger de boire l'eau minérale à toute heure. On respire plus librement dans ces régions; un souffle vraiment bienfaisant s'exhale des salines.

En continuant la route à droite, au pied du Haardt, on entre dans une forêt de châtaigners, appelée Salinenwäldchen (forêt des salines). Il fait bon s'y promener pendant les grandes chaleurs de l'été. Plus loin, on arrive à la Gans, montagne nue située à 972 pieds au-dessus du niveau de la mer. Le visiteur y est amplement récompensé de ses fatigues par les jouissances d'une vue magnifique. A ses pieds, il voit le torrent rapide et le mouvement des salines; en face, les rochers abruptes du Rothenfels; au loin, les formes colossales du mont Tonnerre; plus près, le riant Alsenzthal avec Ebernbourg; au bas du Rhingrafenstein, la petite église de Münster; à droite le Johannisberg, le plateau de Wiesbaden et même le sommet du Mélibokus, dont les contours se dessinent vaguement à l'horizon. La Gans est à une lieue de distance de Kreuznach. Pour s'y rendre, il faut traverser une hauteur, où un pavillon hospitalier vous invite au repos. La route aboutit, à travers une petite forêt ombragée, à un château appartenant au prince de Solms-Braunfels. De là un sentier raide conduit au sommet de la montagne. Vu de ce côté, le Rhingrafenstein présente un aspect imposant. On s'y rend en quelques minutes par un sentier étroit. Le vertige vous prend, lorsque du haut de ces aiguilles édentées de porphyre le regard plonge dans l'effroyable profondeur où le torrent se précipite et se brise contre l'écluse et les rochers qui lui barrent le passage. On est saisi d'admiration pour les hardis ouvriers qui eurent la témérité de construire un château fort à cet endroit où ils pouvaient à peine poser le pied. Aussi la légende, se mêlant de tout ce qui est merveilleux, s'est-elle chargée de nous expliquer comment cette demeure de chevalier a pris naissance.

Il y a bien, bien longtemps, lorsque les belliqueux électeurs de Mayence étaient en guerre continuelle avec les rhingraves, un de ces derniers, habitant le Kauzenberg, apprit un beau jour que „le Mayençais" faisait de formidables préparatifs pour combattre ses ennemis. Le rhingrave tout preux et hardi chevalier qu'il était, ne put s'empêcher de frémir à cette nouvelle. Car l'électeur était puissant, et ses vassaux nombreux. Tout rêveur il passe au pied du rocher que couronnent actuellement des ruines. Son regard tombe sur le cône qui s'élève tout droit sur le bord de la Nahe, et un soupir s'échappe de sa poitrine. „C'est là-haut, dit-il, que je voudrais avoir un château comme le mien, et je ne craindrais point le calotin; toutes ses forces réunies ne pourraient rien contre moi; les béliers n'ébranleraient point mes murailles; les échelles ne les atteindraient pas. Mais bah! comment serait-ce possible! Il n'y a que le diable qui pût bâtir un château là-haut dans les airs."

Au même instant il entend quelque chose remuer dans le fourré et lorsqu'il se retourne, il se voit en face du démon en chair en os qui lui dit: „Beau sire! disposez de moi; votre vœu peut s'accomplir en un instant, à condition que le premier qui regardera par la fenêtre du château m'appartient."

Le rhingrave prit un air rêveur, secoua la tête et se tut.

„Eh bien! dit le diable, à quoi bon réfléchir, puisqu'il ne s'agit pas de votre peau!" „Patience! lui répondit le rhingrave, n'allons pas si vite en besogne. La nuit porte conseil; reviens demain à la même heure, et nous verrons."

Le diable impatient grommela dans sa barbe quelque chose que le rhingrave ne comprit point, fit une profonde révérence et finit par dire d'un ton à moitié courroucé: „Eh bien! J'y serai." Et de disparaître dans le fourré. Rentré chez lui, le rhingrave raconta fidèlement à son chapelain ce qui s'était passé. Or les prêtres et le diable sont ennemis acharnés, et le chapelain employa toutes les ressources de son éloquence pour dissuader le chevalier de son funeste projet. Il lui prouva même selon toutes les règles de la logique qu'il y allait du salut de sa propre âme, s'il occasionnait la perte d'une autre âme chrétienne.

Le rhingrave avait un ange de femme dont la prudence égalait la beauté. Elle n'avait pas perdu un mot de l'entretien qui venait d'avoir lieu en sa présence. „Ne vous chagrinez pas d'avance, dit-elle à son époux, hâtez-vous de faire le pacte avec le diable, s'il ne demande que ce que vous dites. Je m'arrangerai avec lui, si vous daignez me laisser faire.“

Le rhingrave, étonné du hardi langage de sa belle épouse, la regarde avec surprise, ne sachant si elle plaisantait ou non. Mais lorsqu'il voit à son sang froid qu'elle parlait sérieusement, il l'embrasse et lui promet de suivre son conseil qui répondait si bien à ses secrets désirs.

Le pacte fut conclu.

Le lendemain un récit mystérieux se répandit dans la contrée. Un château fort se trouvait sur le rocher qu'on appelait Stein (pierre), et pourtant les bergers assuraient que la veille encore ils avaient gardé leurs chèvres au-dessus de ces précipices, sans rien apercevoir de la forteresse. Tout le monde voulut se convaincre du miracle et se précipita vers le château. Tout le monde aussi s'en retourna en faisant le signe de la croix. On devinait l'origine de la bâtisse, mais on la taisait de peur de l'architecte et de ses griffes.

Le rhingrave et la belle rhingravine se hatèrent de se rendre à leur nouvelle résidence. Le cœur leur palpitait à l'aspect de ce joyau de château aux murs inaccessibles et aux donjons élancés.

„Qu'il arrive à présent, mon électeur, dit le rhingrave; que ces vassaux viennent, voient et s'en retournent la honte dans le cœur.“

Lorsque toute la famille du rhingrave se fut installée dans le nouveau château et avec elle l'épais chapelain, la belle rhingravine se mit à rire et dit à son époux:

„Jouons un tour au diable; car notre chapelain a beau brûler de l'encens, il ne le chassera pas d'ici.

Là-dessus elle ordonna d'amener le vieil âne qui jusqu'à ce jour avait servi à porter de l'eau et à d'autres besognes semblables. Elle lui fit mettre un rabat de prêtre au cou et une barrette sur la tête et le plaça ainsi à la fenêtre. Au même instant le diable le saisit par le chef et l'enleva; mais le baudet se mit à braire si piteusement que satan, voyant qu'il était dupé, le laissa choir au fond de l'abîme, en grinçant des dents.

Une seconde après il avait disparu, et la terre, en se refermant sur lui, laissa échapper une fumée de souffre et des gerbes de flamme. Depuis il n'a plus été revu dans la vallée. Durant six siècles la tempête a battu ce château fort, comme si elle avait été au service de celui que la belle rhingravine avait si bien joué. Ce n'est que vers 1689 que les hordes incendiaires de Louis XIV se chargèrent de faire au moyen de la poudre et des boulets de canon ce à quoi Asmodée n'avait pu réussir.

La race chevaleresque des rhingraves continua de prospérer, riche et opulente, dans les maisons de Kyrbourg, de Dhaun et Grumbach.

S'il faut en croire la légende, la vie qu'on menait aux temps anciens dans le château du Rhingrafenstein était des plus joyeuses.

Un jour que les gentilshommes de la contrée s'y étaient donné rendez-vous et qu'ils avaient déjà passablement bu, le rhingrave se leva et dit:

„Un courrier m'apporta naguère la botte que voici; qui de vous la videra d'un trait aura de moi le village de Hüffelsheim!"

Les joyeux convives se regardèrent en riant. Nul d'entre eux n'eut envie de devenir à ce prix seigneur de Hüffelsheim.

Alors Boos de Waldeck s'écria du fond de la salle: „Passez-moi cette gorgée! A votre santé, mes preux!“ Il se saisit de la botte pleine de vin, la vida et se renversa dans son fauteuil. „Le courrier ne vous a-t-il pas laissé une seconde botte? reprit-il en s'adressant au rhingrave. Je voudrais bien aussi acquérir Noxheim.“ A ces mots, un rire général éclata dans la salle, et les convives émerveillés félicitèrent Boos de son coup de maître.

En quittant les ruines du Rhingrafenstein, on descend par une pente âpre au bord de la Nahe, dans la vallée de Kehrenbach. A mi-hauteur de la montagne un petit sentier se dirige à gauche et conduit dans un pré appelé „Huttenthal.“ L'histoire rapporte que le grand champion de la réforme religieuse du XVIe siècle, Ulrich de Hutten, se promena souvent, pendant son séjour à Ebernbourg, à cet endroit solitaire en méditant ses „Epistolae obcurorum virorum,“ cette supercherie spirituelle qui encore aujourd'hui se lit avec intérêt.

En poussant jusqu'au bord de la rivière qu'on passe dans un bateau à un endroit orné de beau parcs, on arrive à Münster. De ce côté le Rhingrafenstein offre un aspect imposant; ses aiguilles gigantesques semblent s'enfoncer dans les nues.

Münster (Münster am Stein) qui faisait partie autrefois du domaine des rhingraves, possède aujourd'hui d'importantes salines appartenant au gouvernement de Prusse, et des bains d'eau salée alimentés par le puits principal qui a une température de 24 degrés R. Il y a de bons logements pour les étrangers aussi bien dans les salines mêmes

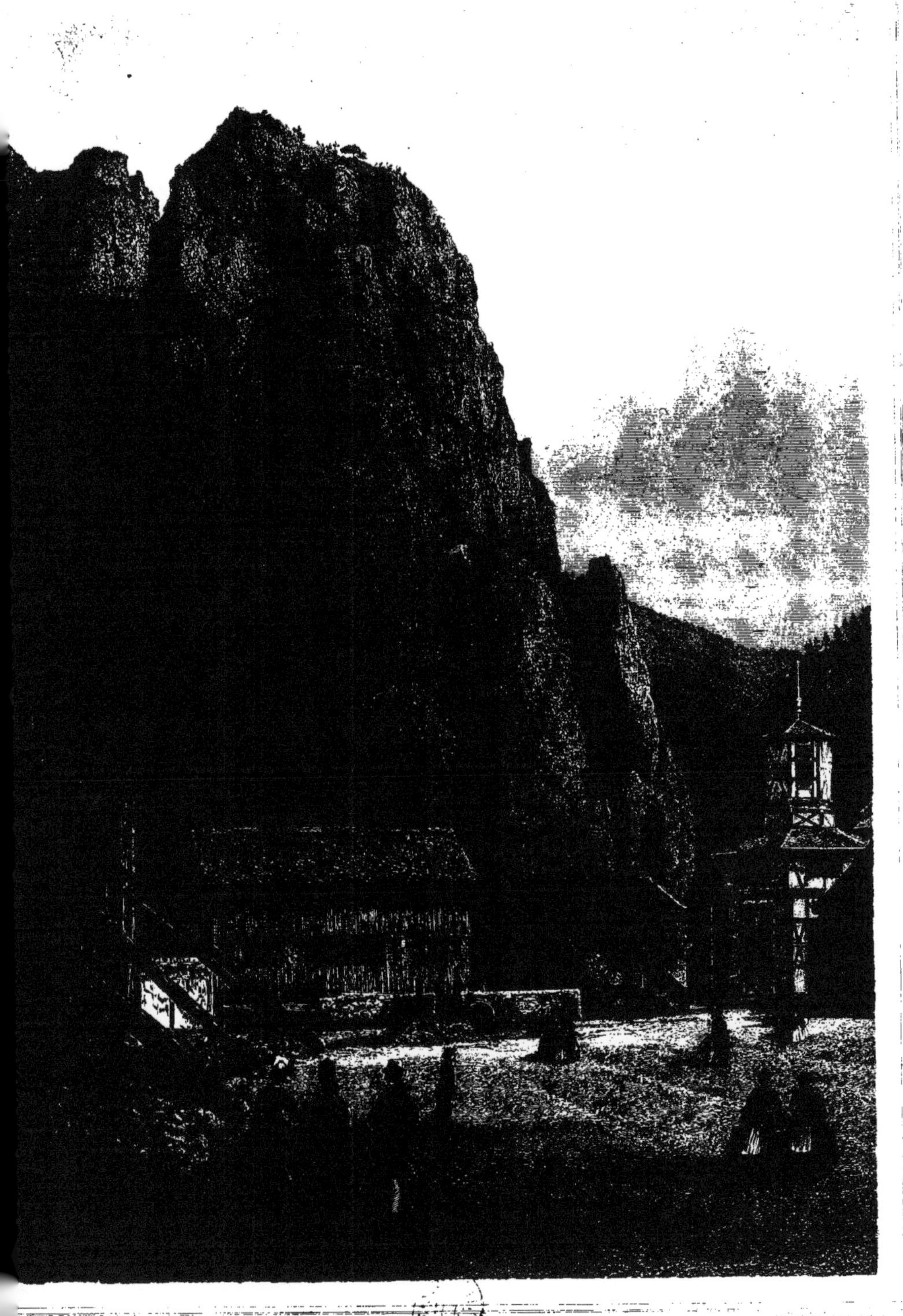

...h Photographie.

DER KURBRUNNEN ZU MÜNSTER AM STEIN
UND DER RHEINGRAFENSTEIN

que dans le village. Nons n'en citerons que le Kurhaus, l'hôtel du Lion, l'Aigle et le restaurant de Trumm, situé au pied du Rhingrafenstein; on s'y rend au moyen d'un bateau. La magnifique vigne de Schnoedt est un des plus beaux ornements de Münster; il est permis à tout le monde de la visiter. Depuis l'ouverture du chemin de fer, Münster a pris un développement qui dépasse les espérances les plus hardies. Le nombre de ses maisons va toujours en augmentant pour assurer aux étrangers, qui deviennent chaque année plus nombreux, des logements confortables. Depuis peu Münster possède aussi une Trinkhalle (halle à boire).

Nous rendons attentifs les visiteurs de ce lieu de bains au Lemberg voisin, mont qui domine la ravissante vallée appelée „Alsenzthal.“ Simrock dit du Lemberg qu'il est le roi de la vallée de la Nahe et le frère cadet du mont Tonnerre dont il imite parfaitement la forme. Il renferme dans ses entrailles des mines de mercure et de houille. Placé sur son sommet, on jouit d'un magnifique panorama.

Cette contrée est pleine de souvenirs de Jean Bickler, le fameux chef de brigands plus connu sous le nom de Schinderhannes. C'est dans ces montagnes et dans ces gorges qu'il avait ses retraites favorites qui le dérobaient aux poursuites des agents de la justice. „Aucune malédiction n'est attachée à sa mémoire, selon Simrock; il ménageait le bourgeois et le paysan; sa témérité n'en voulait qu'au riche avare et au juif usurier.

C'est ainsi qu'il arrêta un jour en pleine route les juifs qui revenaient de la foire de Kreuznach, et leur ordonna d'ôter leurs chaussures qu'il entassa pêle-mêle devant eux; puis il menaça de mort celui qui après cinq minutes serait encore nu-pieds. Pendant ce temps le juif qui était le premier en rang fut obligé de tenir le fusil du bandit, fonction dont il ne s'acquitta qu'en tremblant et en claquant des dents.

Ebernbourg, l'asile de la justice.

A présent nous allons nous rendre à Ebernbourg, ce célèbre château féodal où, dans des temps orageux, François de Sickingen et Hartmouth de Cronberg tenaient conseil sur la liberté allemande, où Ulrich de Hutten trouva un asile que lui refusait toute l'Allemagne, où Schwebel lut la première messe allemande, où Bucer et Aquila éclairèrent les esprits, où Oecolompade traduisit Saint-Chrysostome, annonça tous les jours la parole de Dieu et lut les Epîtres et les Evangiles en langue allemande et où Melanchthon trouva déjà la lumière de la vérité brillant de toute sa splendeur. Ebernbourg ayant accueilli tant d'hommes illustres persécutés du temps de la réforme religieuse du XVIe siècle, eut le nom d'asile de la justice. Il trônait fièrement sur son cône émoussé et dominait la vallée au loin. Ses murs et ses bastions qui commandaient autrefois la vallée d'Alsenz et la vallée de la Nahe, et qui attiraient les regards non seulement de ce pays, mais de toute l'Allemagne, sont détruits en grande partie; à peine s'ils indiquent encore le contour extérieur du château. Les débris qui en restent encore font voir la transition du moyen âge aux temps modernes dans les constructions militaires. Du côté d'Alsenz la forteresse était propre au tir à l'arc et au

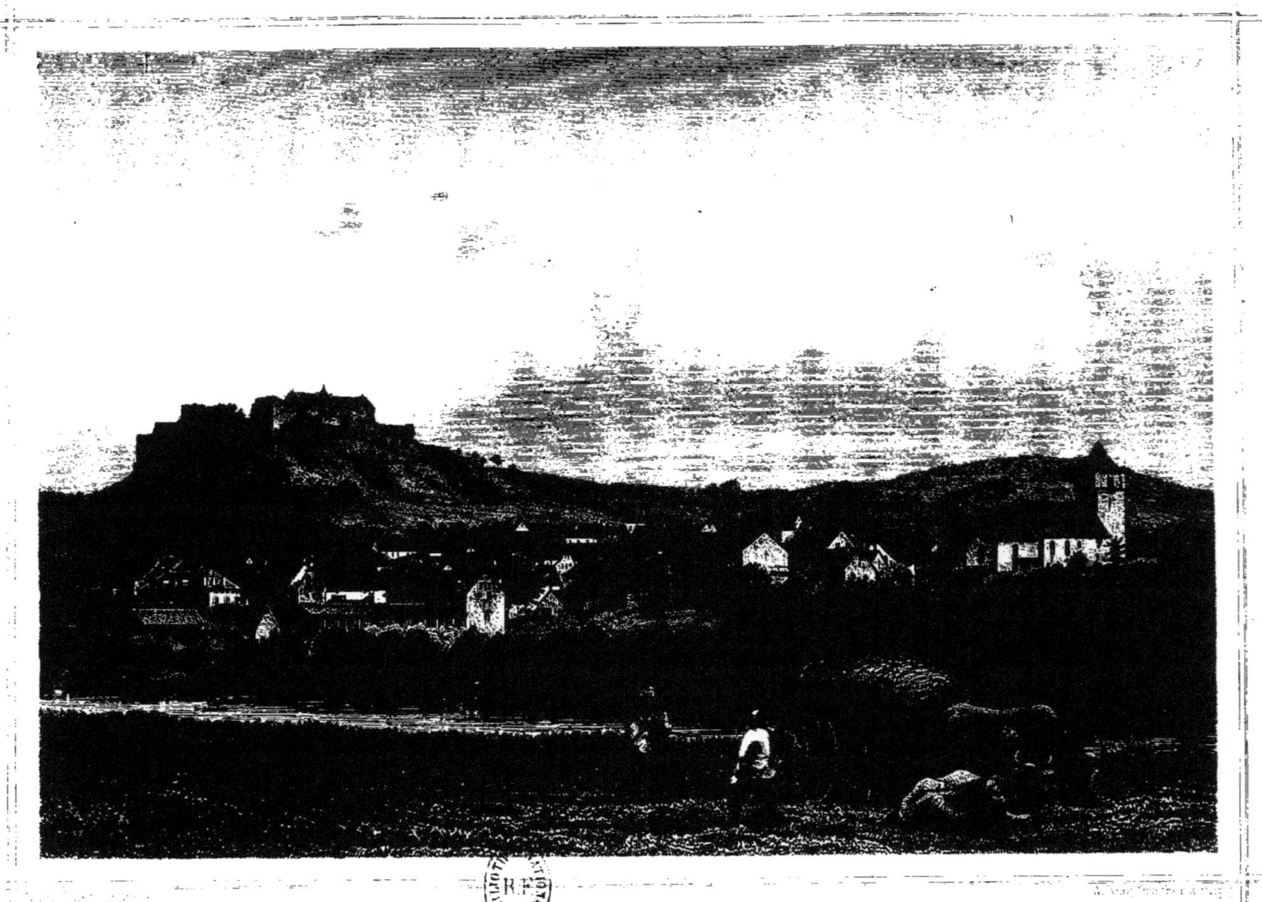

SCHLOSS UND DORF EBERNBURG BEI KREUZNACH

combat singulier, tandis que les bastions qui regardaient la Nahe étaient armés de canons.

La situation d'Ebernbourg n'était pas extrêmement élevée; elle était même assez basse en comparaison de son voisin le Rhingrafenstein. Mais la forteresse était libre de tous côtés et elle occupait le plateau dans toute sa longueur et dans toute sa largeur; et sa force consistait moins dans une position inaccessible que dans la solidité de ses murs et de ses tours, et dans le courage de ses défenseurs.

Le voyageur ne visitera pas sans une profonde émotion ce château si plein de souvenirs. Tout lieu où un grand homme s'est arrêté nous est vénérable; d'autant plus celui-ci où tant d'hommes distingués, tant de champions des plus grands biens de l'humanité, la liberté et la lumière, ont vécu et agi. Il nous semble que nous y voyons encore ces grands génies que guidait et unissait le même esprit.

Cette fière forteresse qui croyait pouvoir braver le saint empire romain tout entier appartenait d'abord aux ducs de la Franconie rhénane, ensuite aux empereurs de la maison de Franconie. Après avoir changée un grand nombre de fois de propriétaire et de souverain, elle passa entre les mains de l'électeur Philippe qui la vendit a son bailli Schwicker de Sickingen, comme fief héréditaire de mâle et de femelle. Schwicker de Sickingen fut accusé de crime de lèse-majesté et décapité, et son fils François, petit de corps mais grand d'esprit et fort de volonté, hérita d'Ebernbourg et de plusieurs autres châteaux. Il fit preuve d'une puissance formidable dans ses nombreuses guerres contre Worms, le duc Antoine de Lorraine, la puissante ville de Frankfort et le landgrave

Philippe de Hesse, et il bravait sans peur le ban de l'empire. Il rebuta les promesses séduisantes de François Ier, roi de France, un des prétendants à la couronne impériale, et réunit 15000 hommes devant Francfort le jour de l'élection, pour appuyer la candidature de Charles d'Espagne devenu si célèbre depuis sous le nom de Charles-Quint. En récompense de ses services, il fut nommé conseiller, chambellan et premier capitaine de l'empereur, vainquit Robert, duc de Lorraine, et combattit courageusement contre Bayard, le chevalier sans peur et sans reproche. Alors, croyant s'être assuré l'appui des chevaliers de l'empire, il commença l'exécution de ses vastes projets. Il déclara la guerre au fier achévêque de Trèves, Richard de Greifenklau, en apparence pour le punir d'avoir méprisé le serment, mais en réalité pour s'emparer de la pourpre électorale dont il se voyait déjà revêtu au nombre des sept électeurs, et peut-être aussi pour propager la nouvelle doctrine religieuse dont Ebernbourg était l'asile à cette époque. Mais la bravoure de ses troupes se brisa contre les murs de Trèves et contre la défense du vaillant prince ecclésiastique. Au printemps de l'année 1523, il se vit enfermé lui-même dans son château fort de Landstuhl par Richard et ses alliés le landgrave de Hesse et l'électeur palatin. Blessé pendant la défense, il fut obligé de se rendre aux trois princes, ses ennemis; et il succomba encore le même jour à son triste sort, duquel Luther avait voulu le préserver en lui dissiduant d'entamer la guerre.

L'histoire nous transmet comme cause de ces inimitiés le fait qui suit: Un chevalier de Trèves fit un jour prisonnier un notable de Cell sur la Moselle et le renvoya après lui avoir fait jurer de se présenter quand et où il l'exigerait. Mais l'archévêque Richard de Trèves déclara le serment nul et non avenu. Alors François de Sickingen en sa qualité de garant du serment en demanda la ratification, menaça même l'archévêque de vengeance, et, toutes les démarches ayant été infructueuses, il lui déclara la guerre et assiégea Trèves. Mais la courageuse résistance des habitants de la ville et les mesures adroites qu'avait prises l'archévêque forcèrent François à lever le siège. L'année suivante il fut assiégé lui-même dans son château de Landstuhl et perdit la vie.

Toutes ses places fortes tombèrent successivement; Ebernbourg seul résista longtemps aux vainqueurs. Hartmouth de Cronberg qui le défendait trompa les assiégeants sur le nombre de ses troupes en garnissant le haut des murailles d'armures rembourrées qui de loin avaient l'air de guerriers. Il répondit fièrement au trompette qui le sommait de se rendre: „Monseigneur le comte palatin est un pieux et noble électeur; quant à l'archévêque de Trèves il n'a qu'à s'en retourner chez lui bénir ses flans, et le landgrave de Hesse, ce jeune présomptueux, n'a qu'à venir, nous l'arrangerons.“ Le jeune landgrave ne se fit pas inviter deux fois; il envoya une grêle de boulets dans la forteresse qui fut bientôt démantelée de tous côtés. La garnison voyant dorénavant toute résistance impossible, se rendit. Le château fut pillé et ravagé, et ce n'est que vingt-neuf ans plus tard que Charles-Quint, se souvenant des services de François de Sickingen, le rendit à ses fils avec Landstuhl et Hohenbourg; mais l'importance de la forteresse avait disparu avec la mort de François. En 1689 les Français achevèrent l'œuvre du landgrave de Hesse en détruisant ce qui était resté debout du château impérial. Plus tard le bourgmestre Gunther acquit Ebernbourg, retira des débris les pierres taillées et les employa à la construction d'un petit château neuf qui s'élève en style gothique à l'emplacement de l'ancienne forteresse. L'intérieur qui est disposé avec élégance contient des meubles modernes et les portraits des principaux héros d'Ebernbourg. Dans la salle spacieuse les fenêtres gothiques et les peintures sur verre contrastent singulièrement avec les autres décorations et avec l'orchestre moderne qui s'y fait entendre. Une bonne table et un vin exquis, crû du pays, y invitent le voyageur à se réconforter.

Nous citerons encore, comme curiosité du château le puits dont le fond est, à ce qu'on dit, de niveau avec la Nahe. Non loin de là, on a entassé les boulets de canon qui ont servi à la destruction de ces murs.

Le touriste trouve réuni à cet endroit ce que la nature, la main de l'homme et l'histoire peuvent offrir de plus grand et de plus imposant dans un panorama: des rochers abruptes qui se dessinent sur un ciel d'azur; un torrent rapide au fond d'une vallée; des villes et des villages disséminés dans une féconde campagne; de profonds ravins; des collines couvertes de vigne et des montagnes couronnées de ruines.

La généreuse Allemagne se rappelle avec orgueil qu'un de ses plus illustres fils qui avait à cœur le bien et la prospérité de sa patrie a vécu dans ce lieu et a réuni autour de lui les plus puissants génies de son temps, et souvent elle se demande quel serait son sort à l'heure qu'il est, si Fransois de Sickingen avait porté la couronne impériale!

Avant de quitter Ebernbourg, nous ne pouvons nous empêcher de dire un mot de l'épouse vertueuse de François de Sickingen, Hedwige de Flersheim. Dans sa douceur, elle calmait la fougue de son époux qu'elle entourait partout comme un ange protecteur. Non seulement elle soignait sa maison avec une attention scrupuleuse, mais elle prenait aussi part aux travaux guerriers. C'est elle qui lors de la guerre contre Worms dirigeait et surveillait les travaux de fortification qu'on exécutait à Ebernbourg. Elle mourut en 1515, après avoir donné six enfants à son époux; elle fut enterrée à Kreuznach. Une immense foule accompagnait son convoi funèbre; plusieurs centaines de prêtres assistaient à son enterrement pour dire des messes pour le salut de son âme. Les pauvres de la contrée perdaient une mère charitable en elle. Plus tard les descendants de sa race lui érigèrent un tombeau avec une inscription dans l'église d'Ebernbourg.

Albert Dürer a posé un monument impérissable à la fermeté de Sickingen dans son chevalier de la mort, la plus belle de ses gravures. L'artiste représente un chevalier grave, armé de pied en cap, la visière relevée, suivi de son levrier, symbole de la fidélité, et chevauchant à travers une sombre forêt, regardé par des fantômes, des larves et des démons. Des serpents et toutes sortes de monstres traversent son chemin; la mort assise sur une méchante rosse est à ses côtés et le diable étend ses griffes pour le saisir par derrière. Mais le chevalier héroïque ne fait point attention à ce qui se passe à ses côtés, à ses pieds ou derrière lui; il marche en avant, impassible et sans peur. Il veut atteindre son but; „que la mort et l'enfer combattent contre lui; il n'en avancera pas moins."

Ce chevalier de la mort grave et au regard pénétrant, c'est le baron allemand François de Sickingen, le digne ami de Hartmouth de Cronberg, de Götz de Berlichingen et d'Ulrich de Hutten.

Au-dessus d'une porte du village d'Ebernbourg se trouve un sanglier dont Simrock explique l'origine de la manière suivante: Le village et le château furent un jour assiégés par une armée nombreuse, et déjà la famine les forçait à se rendre, lorsque le châtelain eut l'idée d'user d'un singulier stratagème. Un immense sanglier, dernier espoir des assiégés, fut exposé aux yeux de l'ennemi, et puis renversé, comme si on l'abattait. On le reconduisit vivant pour répéter la même manœuvre les jours suivants. L'ennemi, croyant ainsi que les assiégés avaient tant de sangliers dans la forteresse qu'il serait impossible de les réduire par la famine, résolut de lever le siège et de partir. Le village et le château reconnaissants placèrent l'image de l'animal sauveur au-dessus de la porte sus-dite et en prirent le nom, car Ebernbourg signifie forteresse du sanglier.

Le Rothenfels. — Les vallées latérales de la Nahe.

Le Rothenfels, prolongement méridional du Hardberg, est un des sites les plus intéressants de la contrée. C'est un rocher colossal, s'élevant à pic, déchiqueté et jouant dans toutes les nuances du rouge au vert. Ces puissantes formations sont surtout propres aux montagnes de porphyre. Simrock prétend que le Rothenfels n'a pas de pareil en Suisse. Kehr dans ses „tableaux de la vallée de la Nahe" donne une fidèle description de ce rocher gigantesque. L'aspect, dit-il, en est grandiose, saisissant, écrasant même. Nulle part l'œil ne découvre la moindre trace de vie ni de végétation. La masse rocheuse se dresse

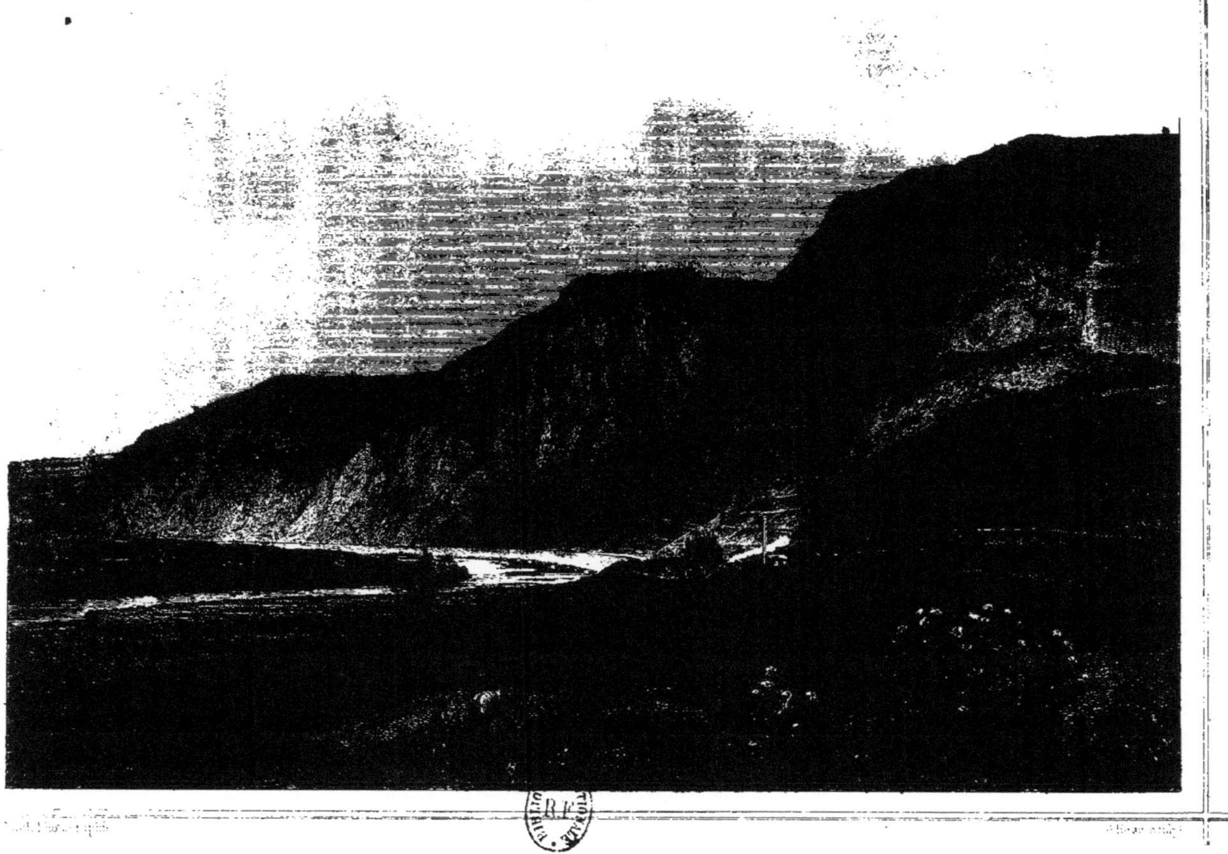

DER ROTHENFELS.

VON DER SALINE MÜNSTER AUS GESEHEN.

Druck & Verlag von G. G. Lange in Darmstadt.

dans les airs tantôt en aiguilles pointues, qui ressemblent à des tours gothiques, tantôt en formes plus grossières que séparent des crevasses qui s'enfoncent dans la montagne. Le Rothenfels, qui est plus élevé que la Gans, semble sortir de la Nahe, dans les eaux de laquelle gisent d'immenses quartiers de roc qui s'en sont détachés. Au pied de la montagne, un chemin longe la rivière et conduit à Norheim dont le crû mérite à bon droit la réputation dont il jouit. Le voyageur qui suit cette route contemple avec admiration cette œuvre imposante de la nature, pense aux révolutions qui l'ont produite et hâte son pas de peur qu'une nouvelle catastrophe ne le saisisse à cet endroit, tellement cette masse de hauteur vertigineuse a l'air menaçante pour quiconque passe à ses pieds.

La perspective dont on jouit au haut du Rothenfels est plus étendue que celle de la Gans et d'Ebernbourg; la vue s'étend en amont de la vallée de la Nahe jusqu'au Lemberg, et dans la vallée d'Alsenz jusqu'au Moschel-Landsberg. Ce panorama est un des plus attrayants qu'on puisse voir.

La vallée d'Alsenz forme la plus belle partie de la vallée de la Nahe entre le Rhingrafenstein et Ebernbourg. La vallée de Guldenbach est moins pittoresque, mais plus féconde et plus riche; sa rivière charrie même de l'or pur dont on n'a pas encore pu découvrir les couches. A l'entrée de cette petite vallée il y a un ermitage dont la grotte et la chapelle taillées dans le roc ont mieux conservé leur caractère primitif que l'ermite qui portait le costume du pays et qui, à juger de son extérieur, ne semblait nullement affectionner les privations.

L'Eller qui se jette dans la Nahe au pied du Kauzenberg, cette dernière ramification du Haardt, traverse une vallée qui forme un paysage des plus coquets et des plus frais. Le Lohr où le peintre Müller reçut les premières impressions d'une nature toute puissante, en est une des parties les plus remarquables. Le Lohrkoepfchen présente un beau site, de même que le Loup affamé (hungrige Wolf) qui est situé sur la route qui conduit de Stromberg à Kreuznach.

Imprimerie de J. G. Schmitt à Darmstadt.

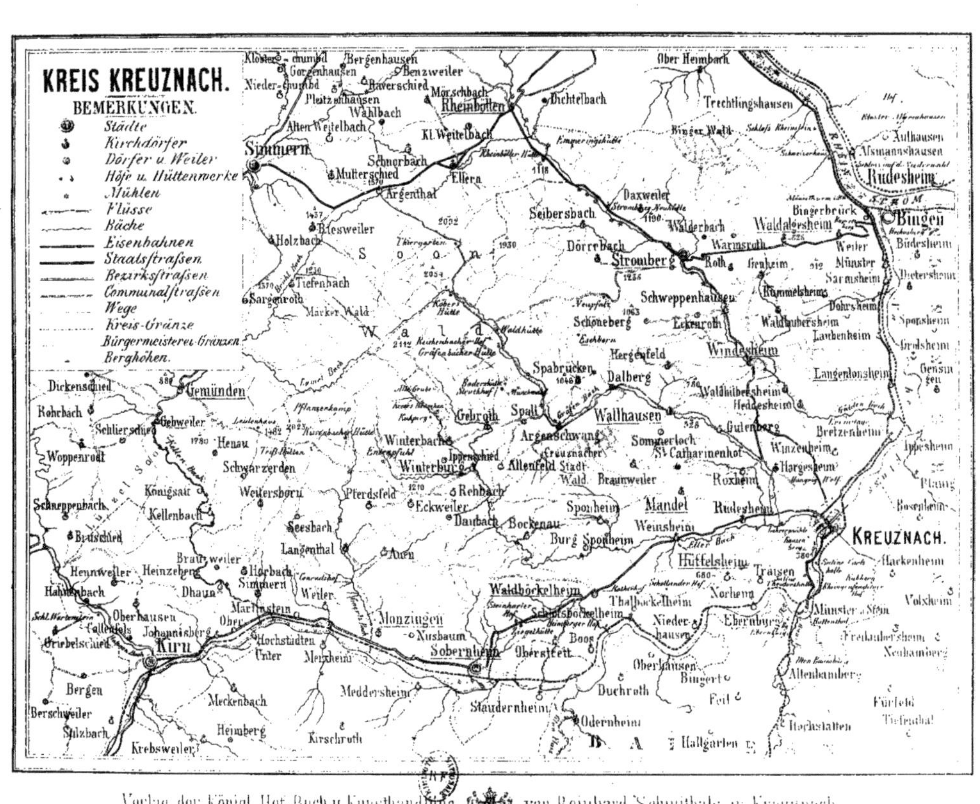

Verlag der Königl. Hof-Buch-u Kunsthandlung von Reinhard Schmithals in Kreuznach

www.ingramcontent.com/pod-product-compliance
Ingram Content Group UK Ltd.
Pitfield, Milton Keynes, MK11 3LW, UK
UKHW020942180726
13838UKWH00003B/1078